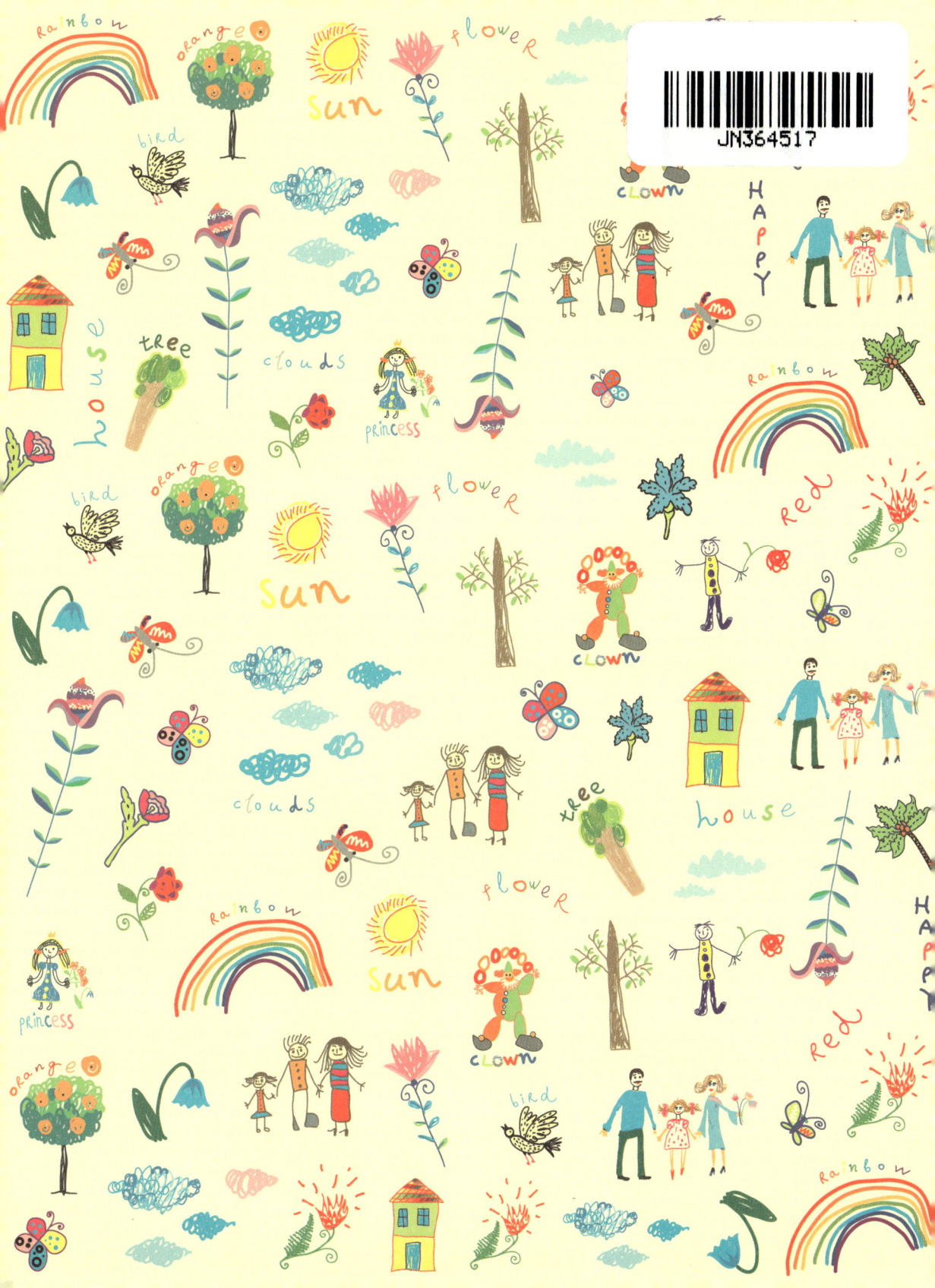

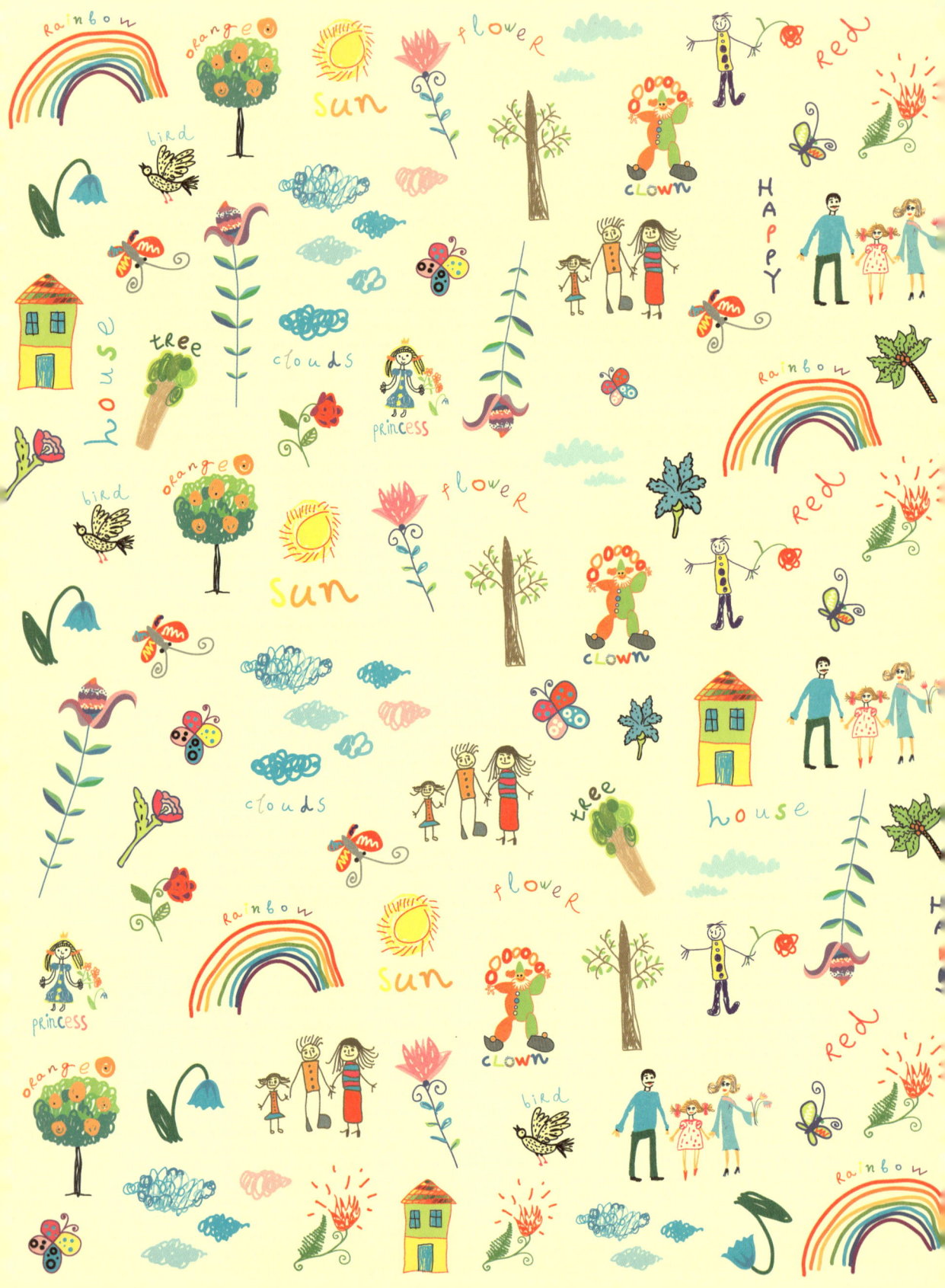

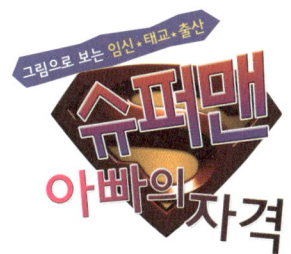

그림으로 보는 임신 태교 출산
슈퍼맨 아빠의 자격

초판 인쇄 2014년 11월 20일
초판 발행 2014년 11월 25일

지은이   오우석, 쿠루미 타카오카, 오세종
감수   백승규
발행인   권윤삼
발행처   도서출판 산수야

등록번호 제1-1515호
주소   서울시 마포구 월드컵로 165-4
우편번호 121-826
전화   02-332-9655
팩스   02-335-0674

ISBN 978-89-8097-335-4 13590

값은 뒤표지에 있습니다. 잘못된 책은 바꾸어 드립니다.

이 책의 모든 법적 권리는 도서출판 산수야에 있습니다.
저작권법에 의해 보호받는 저작물이므로
본사의 허락 없이 무단 전재, 복제, 전자출판 등을 금합니다.

이 책은 한국출판문화산업진흥원의 2014년 〈우수저작 및 출판지원〉 사업 선정작입니다.

이 도서의 국립중앙도서관 출판시도서목록(CIP)은
서지정보유통지원시스템 홈페이지(http://seoji.nl.go.kr)와
국가자료공동목록시스템(http://www.nl.go.kr/kolisnet)에서 이용하실 수 있습니다.
(CIP제어번호: CIP2014029224)

그림으로 보는 임신 ★ 태교 ★ 출산

아빠가 한 번 웃으면, 아기는 한 번 더 웃는다

슈퍼맨 아빠의 자격

워킹맘
다문화 가정
맞벌이 부부

오우석
쿠루미 타카오카
오세종 지음
백승규 감수

우수 출판
콘텐츠
선정도서

산수야

목차

그가 슈퍼맨인 이유 ★ 010

추천사 ★ 012

머리말 ★ 014

Intro ★ 018

1부 임신 전 100일 전략 프로젝트 ★ 023

- 10대, 20대, 30대, 40대여 계획 임신하자(피임방법)
- 지혜로운 엄마 아빠의 부모 자격증 제도(태교 신기)
- 아빠도 결혼전 산전검사(아빠의 슈퍼정자 만들기)
- 아빠의 정자는 건강합니까?(자기진단테스트)
- 아기가 안 생겨요 '핑크 다이어리'로 임신하는 방법)
- 아들 낳는 방법, 딸 낳는 비법(선택 임신)

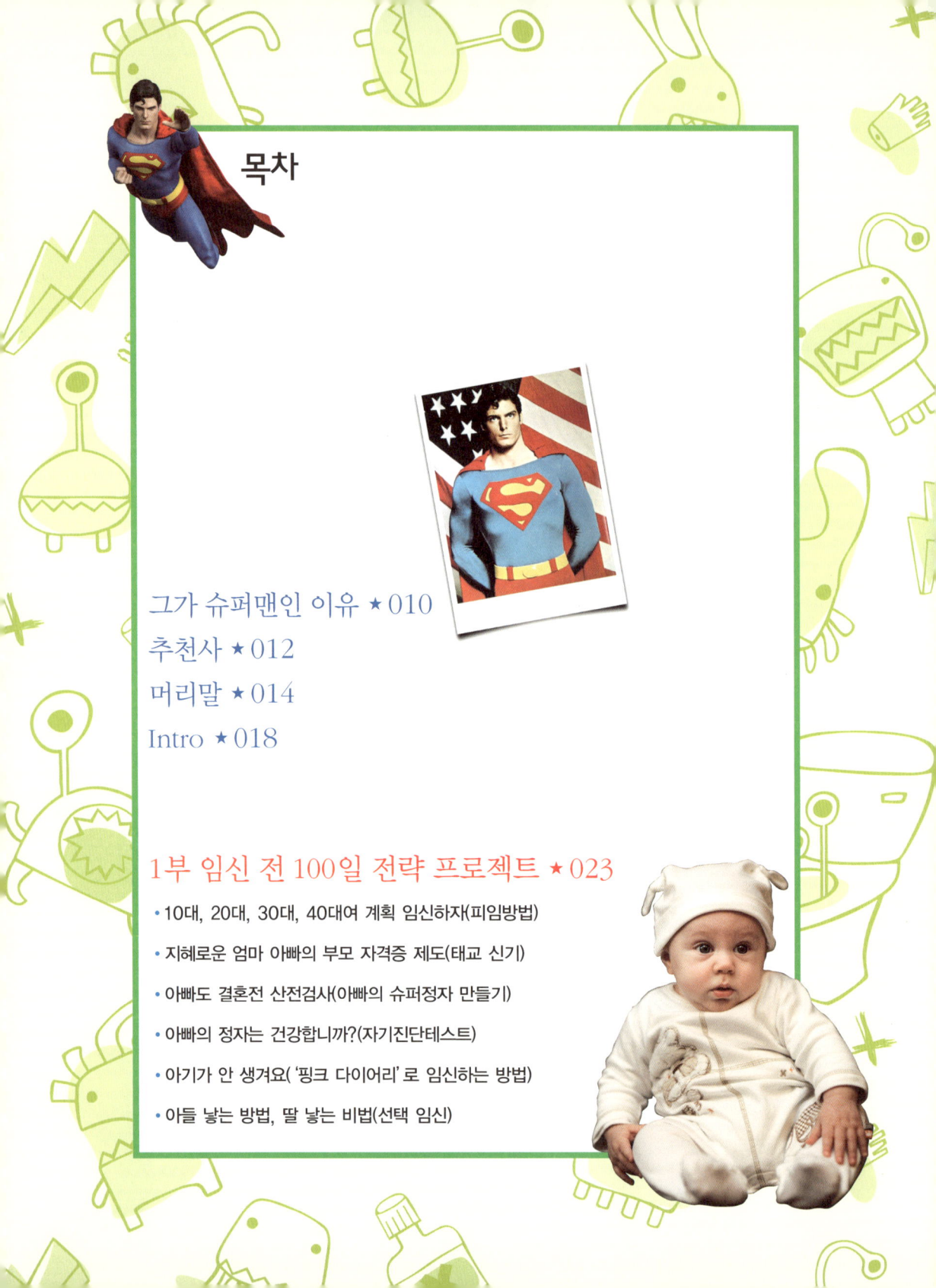

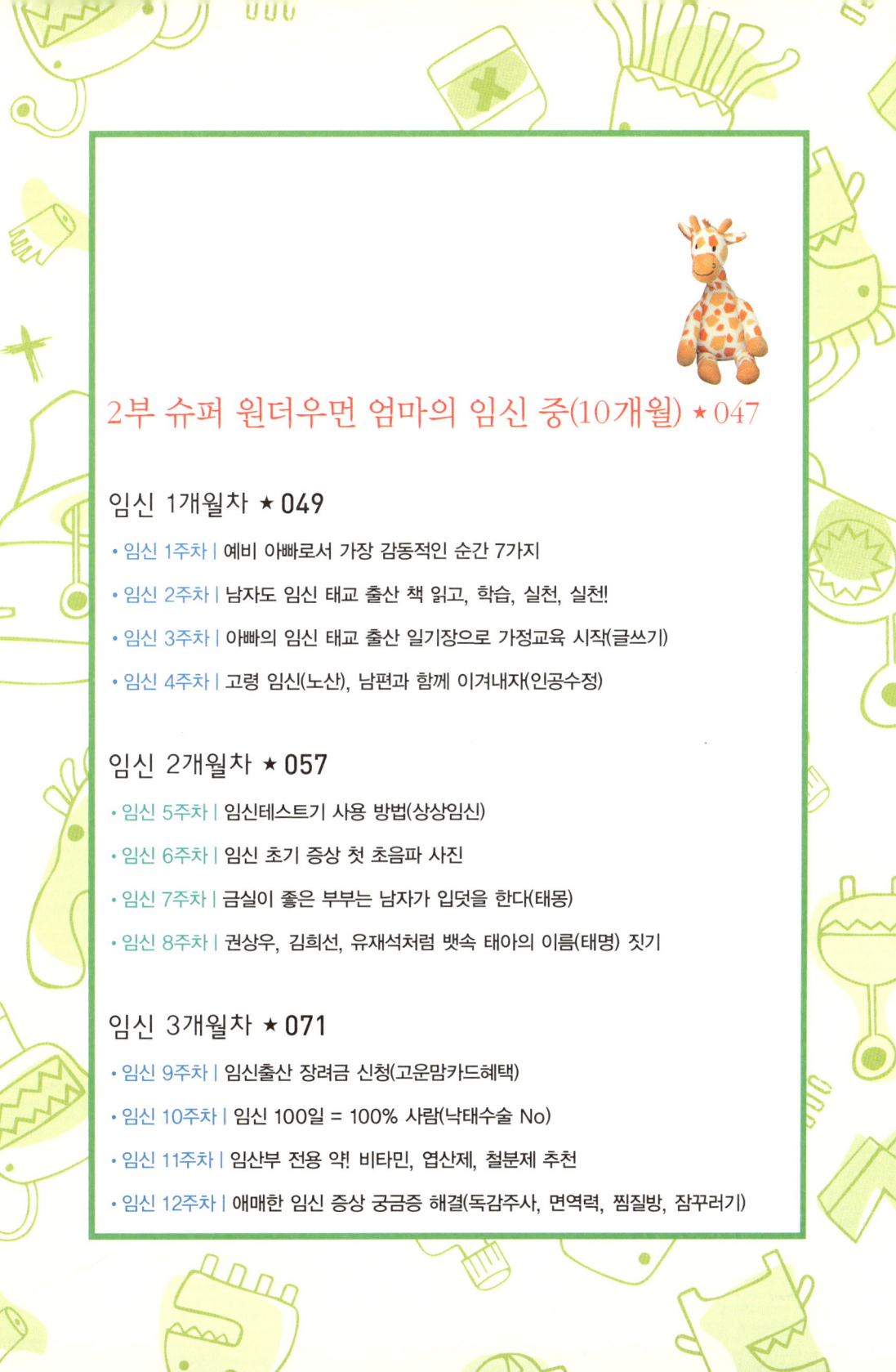

2부 슈퍼 원더우먼 엄마의 임신 중(10개월) ★ 047

임신 1개월차 ★ 049

- 임신 1주차 | 예비 아빠로서 가장 감동적인 순간 7가지
- 임신 2주차 | 남자도 임신 태교 출산 책 읽고, 학습, 실천, 실천!
- 임신 3주차 | 아빠의 임신 태교 출산 일기장으로 가정교육 시작(글쓰기)
- 임신 4주차 | 고령 임신(노산), 남편과 함께 이겨내자(인공수정)

임신 2개월차 ★ 057

- 임신 5주차 | 임신테스트기 사용 방법(상상임신)
- 임신 6주차 | 임신 초기 증상 첫 초음파 사진
- 임신 7주차 | 금실이 좋은 부부는 남자가 입덧을 한다(태몽)
- 임신 8주차 | 권상우, 김희선, 유재석처럼 뱃속 태아의 이름(태명) 짓기

임신 3개월차 ★ 071

- 임신 9주차 | 임신출산 장려금 신청(고운맘카드혜택)
- 임신 10주차 | 임신 100일 = 100% 사람(낙태수술 No)
- 임신 11주차 | 임산부 전용 약! 비타민, 엽산제, 철분제 추천
- 임신 12주차 | 애매한 임신 증상 궁금증 해결(독감주사, 면역력, 찜질방, 잠꾸러기)

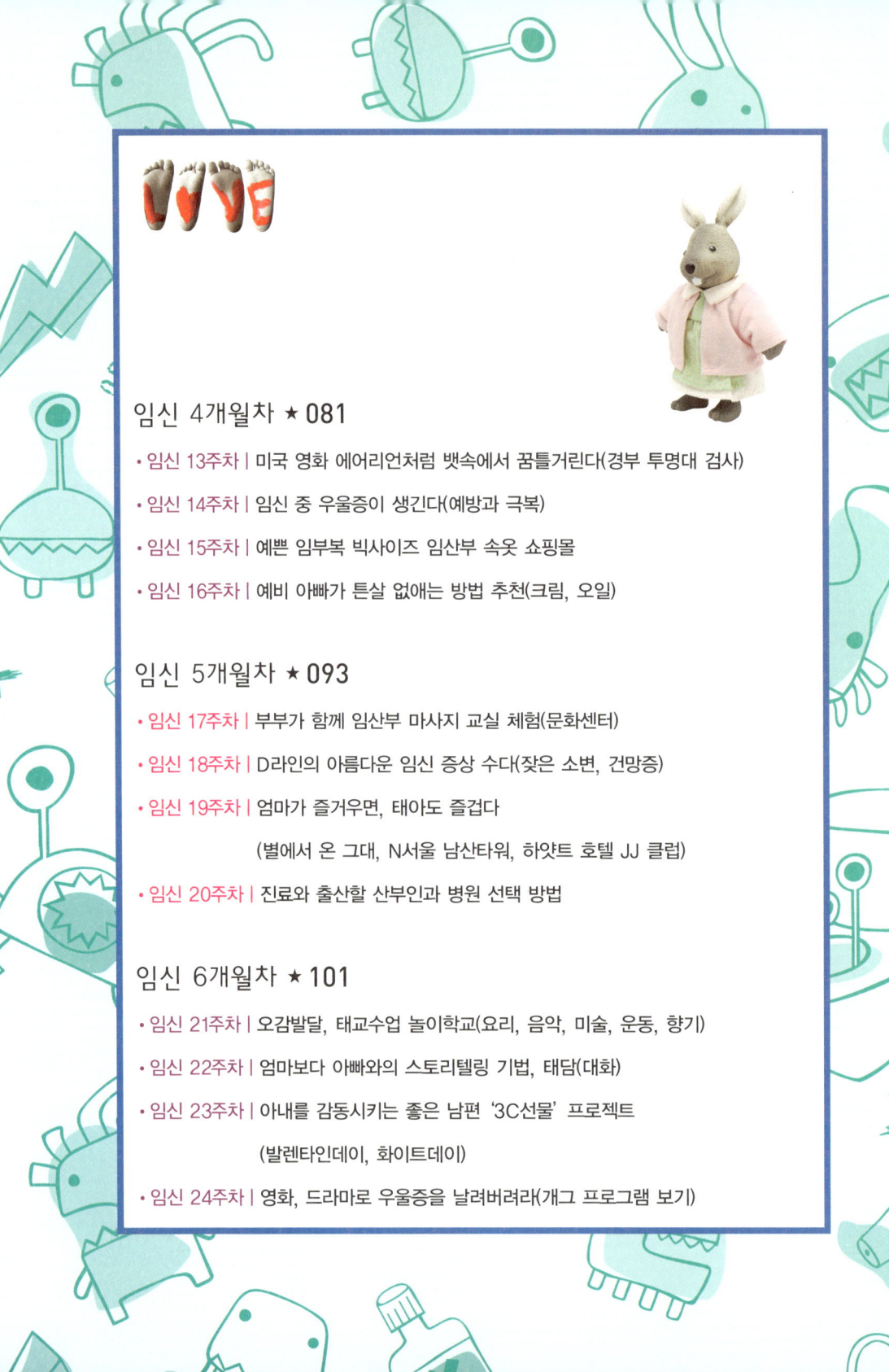

임신 4개월차 ★ 081

- **임신 13주차 |** 미국 영화 에어리언처럼 뱃속에서 꿈틀거린다(경부 투명대 검사)
- **임신 14주차 |** 임신 중 우울증이 생긴다(예방과 극복)
- **임신 15주차 |** 예쁜 임부복 빅사이즈 임산부 속옷 쇼핑몰
- **임신 16주차 |** 예비 아빠가 튼살 없애는 방법 추천(크림, 오일)

임신 5개월차 ★ 093

- **임신 17주차 |** 부부가 함께 임산부 마사지 교실 체험(문화센터)
- **임신 18주차 |** D라인의 아름다운 임신 증상 수다(잦은 소변, 건망증)
- **임신 19주차 |** 엄마가 즐거우면, 태아도 즐겁다
  (별에서 온 그대, N서울 남산타워, 하얏트 호텔 JJ 클럽)
- **임신 20주차 |** 진료와 출산할 산부인과 병원 선택 방법

임신 6개월차 ★ 101

- **임신 21주차 |** 오감발달, 태교수업 놀이학교(요리, 음악, 미술, 운동, 향기)
- **임신 22주차 |** 엄마보다 아빠와의 스토리텔링 기법, 태담(대화)
- **임신 23주차 |** 아내를 감동시키는 좋은 남편 '3C선물' 프로젝트
  (발렌타인데이, 화이트데이)
- **임신 24주차 |** 영화, 드라마로 우울증을 날려버려라(개그 프로그램 보기)

임신 7개월차 ★ 113

- **임신 25주차** | 친정엄마와 1박 2일 태교여행지 추천(MD trip)
- **임신 26주차** | 입덧 다이어트, 3kg 빠졌어요?
- **임신 27주차** | 산부인과는 남편과 함께 가세요(케겔운동)
- **임신 28주차** | 아빠의 저녁 회식, 술 약속을 피하는 방법?(다문화 해장 방법)

임신 8개월차 ★ 121

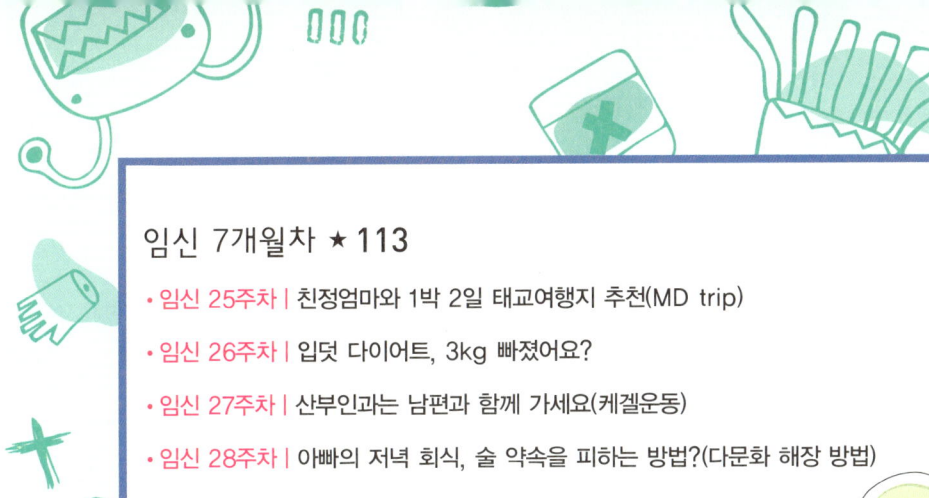

슝~슝~

- **임신 29주차** | 미국 괌, 하와이 원정출산 꿈도 꾸지 마라
- **임신 30주차** | 자기야! 빵, 과자, 밀가루 음식이 너무 땡긴다(아토피조심)
- **임신 31주차** | 임신 중 부부관계 절대 하지마?
- **임신 32주차** | 잠자기 전, 부부가 연애하듯 속삭여래(결혼은 현실)

임신 9개월차 ★ 133

- **임신 33주차** | 다문화 가정의 산후조리 스타일(100일의 기적)
- **임신 34주차** | 아기는 내 운명(혈액형, 띠별 운세)
- **임신 35주차** | 예비 아빠의 태교는 유대인 가정교육 토론법 '하브루타'
- **임신 36주차** | 분만 공포증을 패키지 사진과 포토북으로 날려버리자
  (만삭, 100일, 돌잔치)

임신 10개월차 ★ 153

- **임신 37주차** | 자연분만, 제왕절개(유도 분만 주사)
- **임신 38주차** | 남편의 출산용품 준비물 리스트(신생아 기념품)
- **임신 39주차** | 분만실은 대화의 장(고무줄 자르듯이 탯줄 자르기)
- **임신 40주차** | 세계가 놀란 한국 산후조리 음식(초보 아빠의 전복 미역국 요리)

3부 출산 후 슈퍼맨이 돌아왔다
아빠의 100일 전략 프로젝트 ★ 165

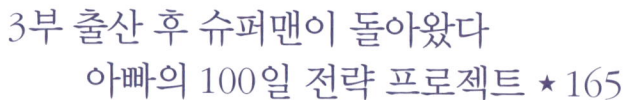

- **출산 2주차** | 슈퍼맨 아빠와 함께 모유수유와 분유수유 성공하기
- **출산 4주차** | 잠자는 습관 만들기(화이트노이즈)
- **출산 6주차** | 아기 이름 짓기(신생아 작명 잘하는 곳 추천)
- **출산 8주차** | 슈퍼맨 아빠의 스킨십 목욕 놀이와 기저귀갈기(66법칙)
- **출산 10주차** | 우짱의 식탁 의자 구매하기(이유식 먹는 습관)
- **출산 12주차** | 주말에는 마음을 담아 엄마를 쉬게 하자(카시트, 유모차, 1210법칙)

4부 해병대 군대 육아로 오 마이 베이비와
아빠, 어디가? ★ 185

해병대 군대 육아 ★ 187

- **해병대 군대 육아 6개월차** | 가족과 주말 브런치 데이트
- **해병대 군대 육아 12개월차** | 돌잔치 행사보다 가족 식사와 사진 찍기 놀이
- **해병대 군대 육아 14개월차** | 아들 우짱, 아빠를 부르고 찾는다
- **해병대 군대 육아 17개월차** | 어린이집 단체 생활로 엄마를 지키자
- **해병대 군대 육아 22개월차** | 할아버지, 할머니와 놀이동산 체험

부록 ★ 195

- 다문화 가정 슈퍼맨 아빠들의 임신 태교 출산 육아 체험 수다
- 슈퍼맨 아빠의 자격 40가지 키워드 체크 리스트(O, X)

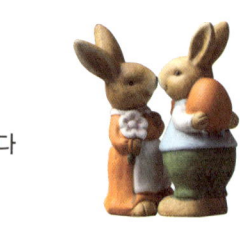

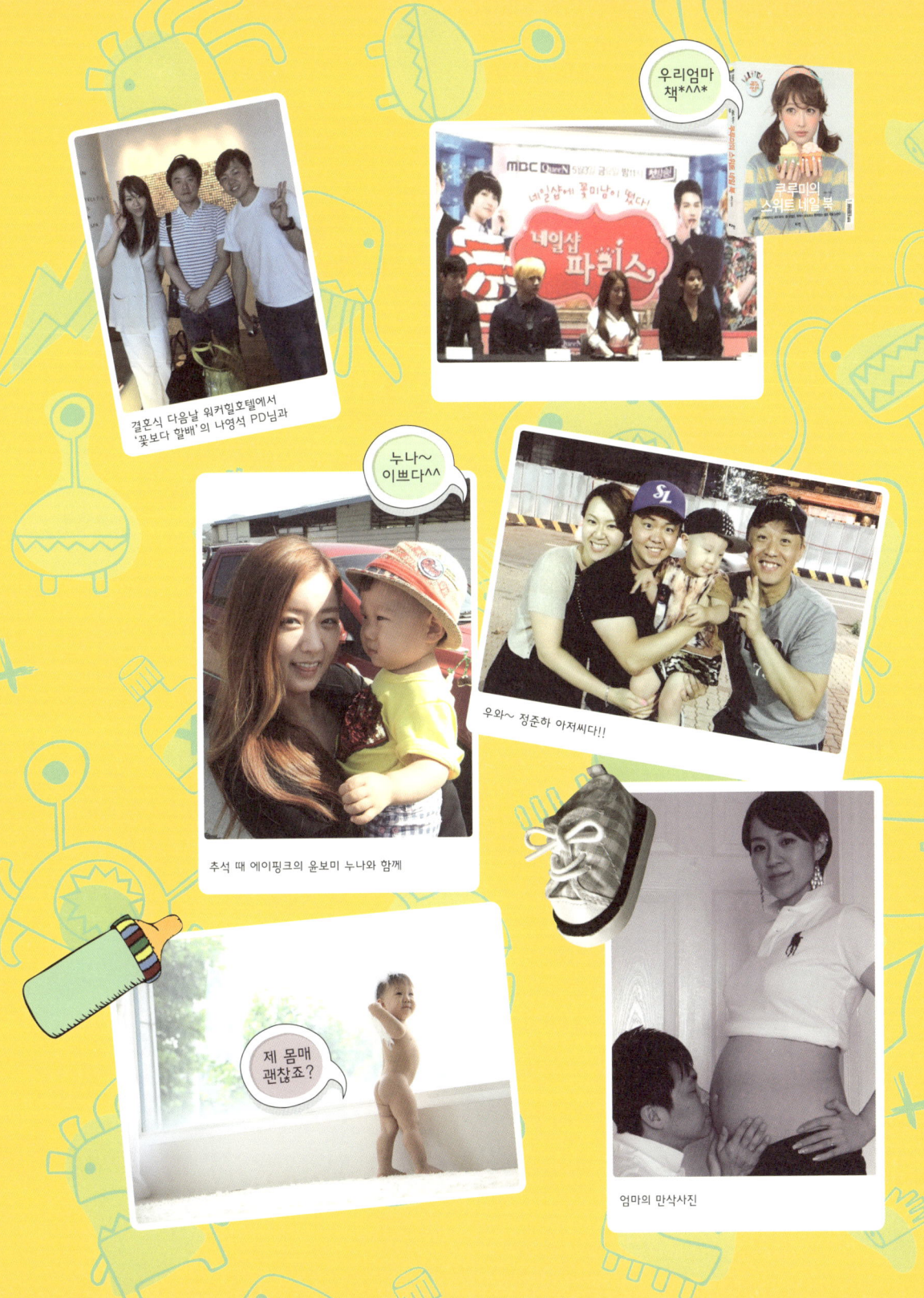

그가 슈퍼맨인 이유

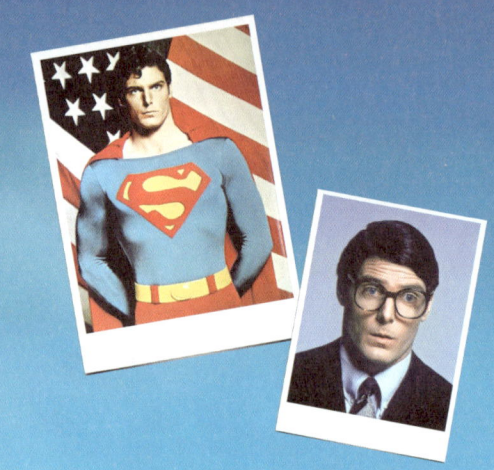

크리스토퍼 리브

그는 1978년 영화 〈슈퍼맨〉의 주인공으로 발탁되었다.
그는 명문 코넬대학 출신이었으며
수려한 외모의 소유자였다.
한마디로 잘생기고 공부까지 잘했던 것.

그가 출연한 슈퍼맨은 공전의 히트를 기록했다.
슈퍼맨은 이후 그 여세를 몰아
4편까지 이어졌으며
크리스토퍼 리브 = 슈퍼맨이라는 공식이 생겼다.

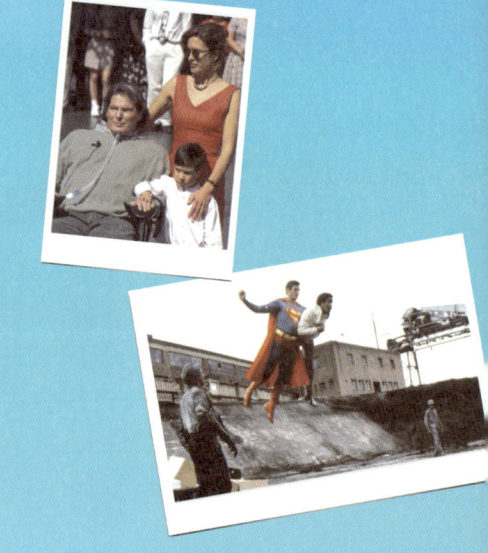

부족함이 없던 시절을 보냈던 리브는
1995년 낙마 사고를 당하게 되고,
모든 것을 잃게 된다.
얼굴을 제외하고 모든 신체가 마비되는 증상.

한순간의 사고의 대가 치고는 너무 비참한 결과였다.
물 한 컵도 혼자 마실 수 없고
대소변도 가릴 수 없으니
본인은 얼마나 비참한 기분을 느꼈겠는가?
그는 한 때 자살까지 생각할 정도로 절망에 빠졌다.

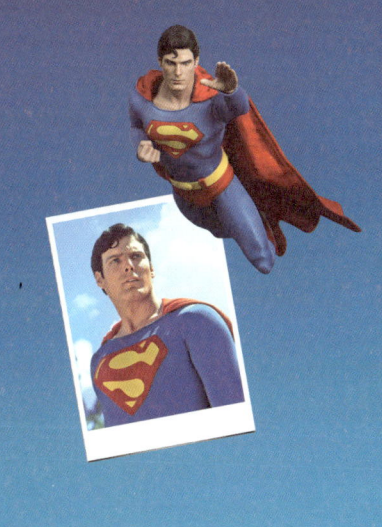

하지만 그는 옆에서
지극한 정성으로 간호하는 아내와 자식들을 위하여
부활하겠다는 의지를 불태운다.

9년간의 눈물겨운 재활 의지,
그러자 기적이 일어나기 시작했다.
고개를 내저었던 의사들을 무색하게 만든
그는 신체의 70%이상의 감각을 되찾게 된다.

척추 마비 환자들을 위해 자선재단을 설립했고,
불편한 몸으로 영화에도 출연한다.
장애인에게 재활 의지를 심어준 공로로 그는
2003년 9월 미국의 노벨 의학상으로 불리는
래스카상을 수상하기도 했다.

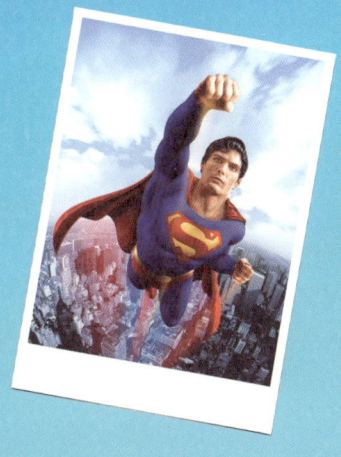

절망의 끝에서도 포기하지 않겠다는 불굴의 정신!
그는 정말로 〈슈퍼맨〉이었다.

지금 우리가 되새겨야 할 이야기이기도 합니다.
희망은 반드시 있습니다!

추천사

　새 생명을 소중하게 맞이하기 위해 예비 부모는 어떤 준비를 해야 하고, 감동으로 맞이한 아이를 어떻게 키워야 하는지 아빠가 온몸으로 체험한 생생한 이야기가 그림과 함께 펼쳐져 있는 책이다. 사람을 사랑할 줄 아는 일이 얼마나 중요한지 새삼 가슴 아프게 느끼는 요즈음, 이 책에 담긴 아빠의 사랑 이야기가 더욱 아름다워 보인다. 생명을 소중히 여기고 사람을 사랑할 줄 아는 법을 배우는 곳이 바로 가정이기 때문이다.

― 박상천(한양대학교 ERICA 부총장, 문화콘텐츠학과 교수)

　임신 전 100일, 임신 40주, 출산 후 100일을 디테일하게 글과 그림으로 엮어낸 이 책을 통해 출산 및 육아에 문외한인 남자는 물론 초보 엄마도 전문가가 될 수 있도록 인도하고 있다. 현재 국내에 거주하는 외국인이 150만 명에 이르고 있다. 그림으로 임신 출산 육아를 이해할 수 있기 때문에 국내 다문화가정의 소통을 위해 조금이나마 도움이 될 수 있을 뿐만 아니라 이 책을 읽은 여러분은 어느새 육아 전문가로 변신한 자신을 발견하게 될 것이다.
　"완벽해야 좋은 아빠가 아니다. 아빠도 함께 성장했다는 것이 중요하다는 것"을 느끼게 해주는 신비한 매력의 책에 빠져 보길 바란다.

― 이기원 PD(KBS, '미녀들의 수다' 등 연출)

아이를 너무나 사랑한 나머지 아이가 좋아하는 모든 것을 다 해주는 우를 범하지 않는 부모가 되기를 간절히 바란다. 더불어 아이의 화려한 겉모습보다는 내면을 강하게 키우는 아빠가 되었으면 좋겠다. 이런 아빠의 첫걸음으로 『슈퍼맨 아빠의 자격』은 인생학교의 전공필수 과목이라고 생각한다. 아이를 키울 때 가장 중요한 것은 많은 경험을 할 수 있도록 유도하는 아빠의 지혜가 무엇보다 필요하다. 아이가 싫어한다고 멈추면 안 된다. 아빠는 다양한 경험을 몸으로 느낄 수 있도록 꾸준히 시도해야 하며, 지시하지 않고, 또한 유심히 관찰해야 한다. 그래야 아이가 자생력을 키우고, 소질을 발견할 수 있기 때문이다. 이러한 환경을 지원하고 함께 뛰는 '현대판 슈퍼맨 아빠의 자격'을 이 책을 통해 엿보길 바란다.

— 오재환(삼 남매를 키운 슈퍼맨 아빠, 오리지널 대표)

다문화 가정의 일원이 이해할 수 있는 '그림으로 보는 임신·태교·출산 도서'라면, 어떤 나라의 남자라도 쉽게 이해할 수 있을 것이다. 우수 콘텐츠 도서 선정과 산부인과 전문의의 감수로 내용이 증명되었다면, 이제는 세계 시장으로 뻗어나가는 일만 남았다. 임신 분야의 작은 한류가 떠오르길 기대해 본다. 언어를 뛰어넘는 것은 아빠의 관심으로 시작된다.

— 타케무라 히로노부(F Hair Designer living in Japan)

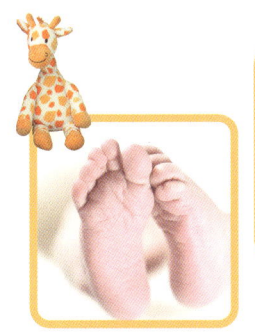
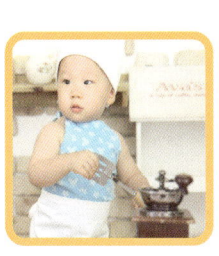
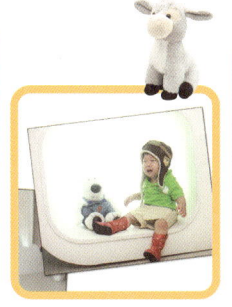
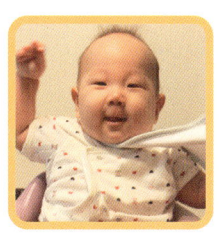

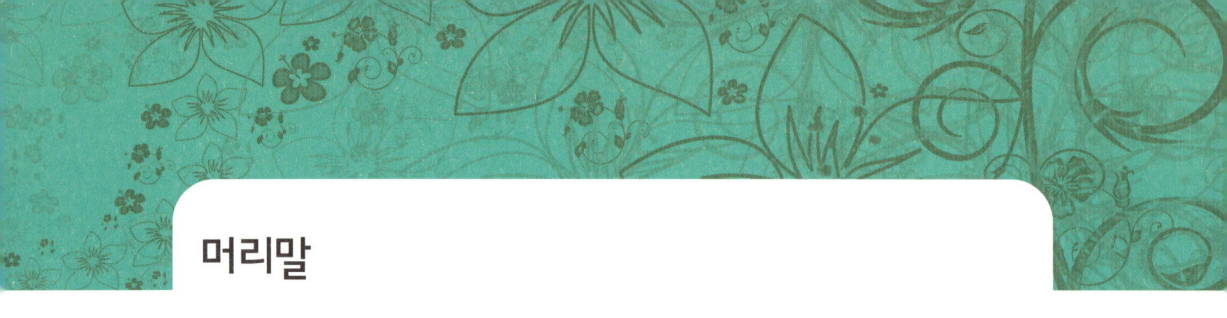

머리말

아빠가 한 번 웃으면, 아기는 한 번 더 웃는다.　　　　　　　　　－ OhSeJong

가족은 퍼즐이다. 한 개의 퍼즐이 없다면, 그림이 완성이 되지 않는다. 각자의 역할을 실천해야만 가족이라는 그림 퍼즐이 완성된다.　　　　　　－ Mac

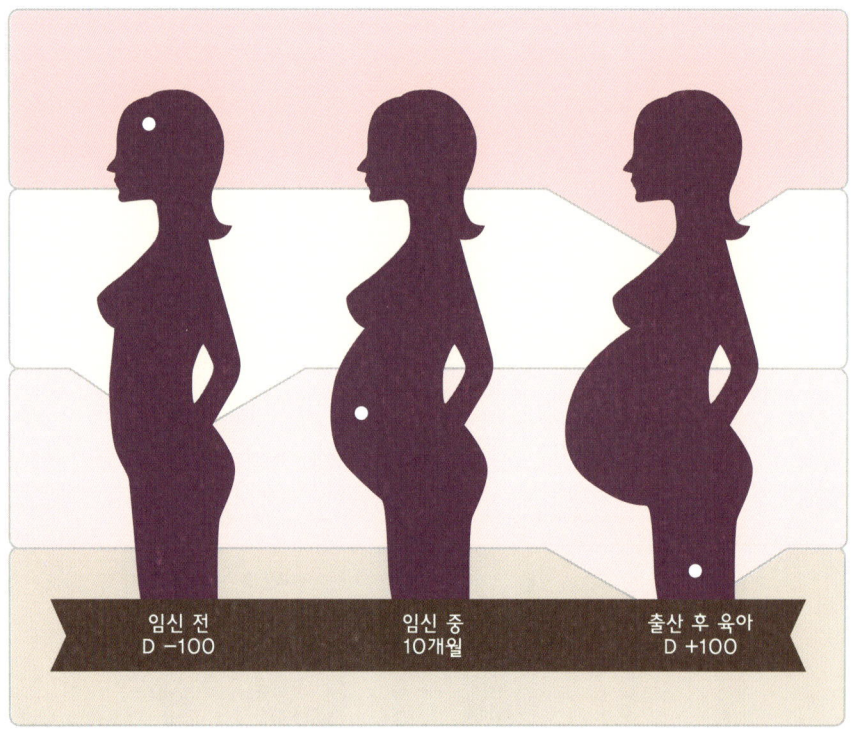

슈퍼맨이 돌아왔다, 아빠의 자격 2가지…

남자와 여자가 만나서 연애를 하고, 미래를 함께하기로 결심할 때의 최종 목표는 행복한 가정을 꾸리는 것이다. 행복은 웃음으로부터 시작된다. 웃음꽃은 남자와 여자가 서로를 존중하고 감사함을 표현할 때 피어날 수 있다. 이렇듯 작은 고마움도 말과 행동으로 표현할 때 큰 웃음으로 다가오는 것이다.

행복한 가정을 꿈꾸는 이 세상의 모든 남자들이 아래에 제시하는 두 가지를 챙길 수만 있다면, 자신이 가장 사랑하는 여자의 얼굴에 웃음꽃을 피울 수 있을 것이다. 두 가지는 바로 여자가 죽기 직전까지 추억으로 간직하는 사건이다. 바로 아빠의 자격 2가지라 말할 수 있다.

첫째, 결혼 전에 프로포즈는 꼭 해야 한다.

여자에게 있어 프로포즈 감동은 결혼 날짜가 다가올수록 점점 떨어질 수밖에 없다. 그러니 상견례 전·후로 빠르게, 몰래, 서프라이즈로 진행해야 감동이 배가 된다. 이 세상의 모든 여자들이 결혼을 준비하는 과정에서 '본인의 프로포즈 이야기'는 엄청난 자랑거리가 된다. 그러니 자신만의 독창성을 발휘하여 두고두고 추억할 수 있는 프로포즈가 되도록 노력하는 게 좋다.

둘째, 아내가 출산할 때 꼭 옆에 있어야 한다.

'아기는 여자 혼자 낳는 것이 아니라 남자와 함께 낳는 것이다' 라는 의미를 아내에게 행동으로 보여주도록 한다. 만약 아내 혼자 병원에서 첫 애를 낳는다고 생각해 보라. 두려움이 몰려올 것이다. 그리고 남편을 미워하게 될 것이다. 두려움이 극에 달한 이때에 큰 위로가 되는 것이 바로 남편의 따스한 손길이다. 산통이 시작되면 아내의 손을 잡아주고 함께 심호흡을 하는 것이 행복한 가정을 꾸리는 지름길임을 명심하자.

프로포즈는 부부의 시작을 선포하는 것이며, 출산은 부모의 시작을 알리는 울음소리이다. 이 두 가지는 남자의 리드가 절실히 필요한 행위이다. 따라서 남편이 임신, 태교, 출산, 육아에 적극적으로 참여했을 때, 아내와 가족의 얼굴에 웃음꽃이 만발할 수 있다. 즉, 현대판 슈퍼맨 아빠로 돌아와야 한다는 것이다.

이 도서는 예비 아빠가 꼭 알아야 할 임신 전, 임신 중, 출산, 육아에 이르기까지 전반적인 내용을 One-Stop으로 설명하고 있다. 다양한 그림과 사진 등을 곁들여 이해하기 쉽도록 편집되어 있기 때문에 초보 부모들이 지식을 얻는 데 수월할 뿐만 아니라 육아지침서로 활용할 수 있는 정보들이 곳곳에 있어 두고두고 볼 수 있다.

그림과 글이 있는 아빠 육아서라고 하여 내용이 가벼운 것은 아니다. 산부인과 전문의의 감수를 통해 내용의 전문성을 높였고, 한국출판문화산업진흥원의 올해 우수작으로 선정되어 작품의 우수성도 평가받았다.

"백과사전 같은 임신 책을 언제 다 읽어…"
"1시간 만에 임신 관련 책을 읽을 수 없을까?"
"회사일로 시간이 없어요!"
"아빠로서 어떻게 육아에 참여하지?"

이러한 질문들로 가득한 예비 부모, 워킹맘, 다문화 가정, 맞벌이 부부의 시간을 절약하기 위해서 '이것만은 꼭 알고 아빠와 엄마가 되자'라는 목표로 기획된 이 책은 특히, 대화에 서툴거나 처음 임신을 경험하는 아빠의 기본적인 자격을 '슈퍼맨 아빠의 센스 있는 말 한마디'로 표현하였다. 만약 자신이 유려한 말솜씨가 없다고 생각한다면 그대로 읽고, 따라하면 된다. 남편들이여, 행복한 아내로 만드는 것이 가정의 평화를 지키는 첫걸음임을 명심하자.

"아빠의 육아참여가 가족의 미래를 결정한다!"

슈퍼맨 아빠의 자격 1부는 임신 전 100일 전략 프로젝트이다. 계획임신, 부모자격증, 슈퍼정자 만드는 법, 임신하는 방법, 아들/딸을 선택해서 낳는 비법을 소개하고 있다.

2부는 슈퍼 원더우먼 엄마의 10개월 동안의 임신 이야기이다. 1주차~40주차까지 임신테스트, 태몽, 태명추천, 임산부 전용 약, 임신 우울증, 임산부 마사지 교실 체험, 산부인과 선택요령, 오감발달 태교, 3C선물, 태교여행, 부부관계, 다문화 산후조리, 혈액형/띠별 운세, 자연분만, 제왕절개, 출산용품 등으로 슈퍼맨 아빠가 아내를 행복하게 하는 방법을 알려주고 있다.

3부는 출산 후 슈퍼맨 아빠의 100일 전략 프로젝트이다. 모유수유, 분유수유, 잠자는 습관 만들기, 작명, 엄마를 쉬게 하는 행동지침을 전달하고 있다.

4부는 해병대 군대 육아로 〈슈퍼맨이 돌아왔다〉, 〈오 마이 베이비〉, 〈아빠, 어디가?〉처럼 육아에 관해 이야기하고 있다. 주말 브런치 데이트, 사진 찍기 놀이, 어린이집 신청, 할아버지/할머니와 놀이동산 체험의 에피소드를 담았다.

그리고 부록으로 실제 다문화 가정 슈퍼맨 아빠들의 육아참여에 관한 진솔한 수다와 슈퍼맨 아빠의 자격을 40가지 키워드 체크리스트로 살펴보고 자신의 위치를 정확하게 알도록 구성하였다. 이러한 모든 장치들은 행복한 가정, 가족의 평화, 웃음이 넘치는 가정을 만들려는 아빠들의 수고를 들어주는 데 도움이 될 것이다. 이 책에서 이야기하는 것들을 차근차근 따라하다 보면 어느새 나도 슈퍼맨 아빠가 되어 있을 것이다.

슈퍼맨 아빠들이여, 화이팅!!

intro-propose

사랑의 노래

바라만 보아도
좋은 사람이 있다는 것은
즐거운 일입니다.

느낄 수만 있어도
행복한 이가 있다는 것은
아름다운 일입니다.

어떠한 고통이나 절망이
가슴을 어지럽혀도
언제나 따뜻이 불 밝혀주는
가슴속의 사람 하나
간직해 둔 마음이 있다는 것은
소중합니다.

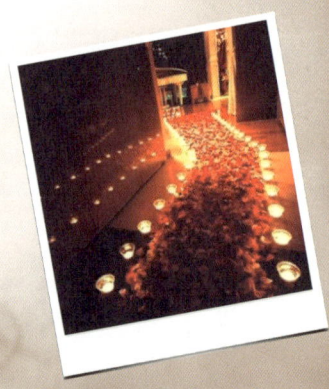

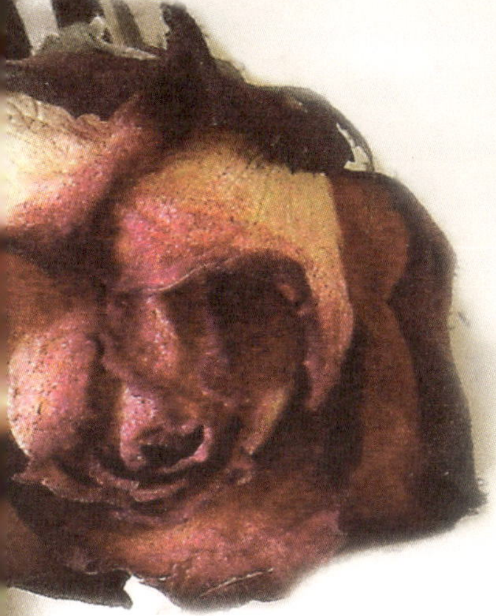

한 번도 드러내지 못한다 해도
사랑은 말하지 않아 더 빛나는 느낌
바라볼 수 있는 사람 있어 행복합니다.

생각하면 언제나 정다운 사람 있어
행복합니다.

-릴케

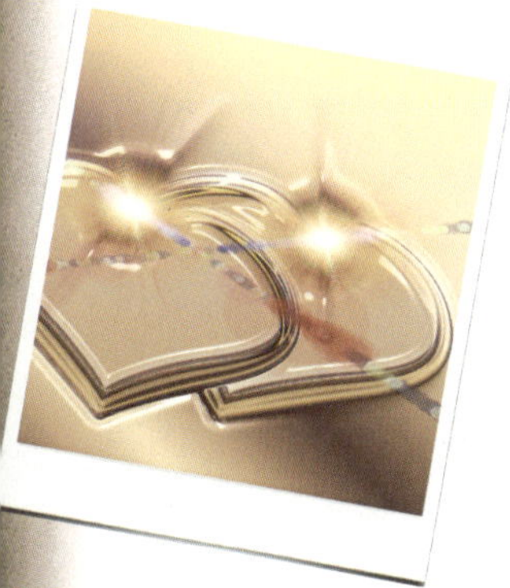

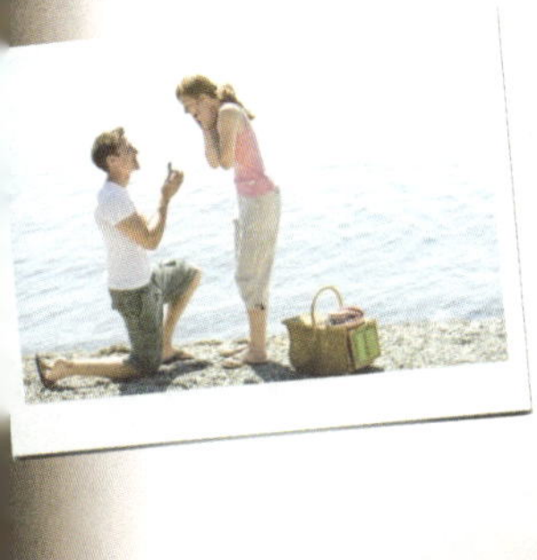

＊ 감동의 순간 프로포즈

페이스북
가입자

페이스북
미가입자

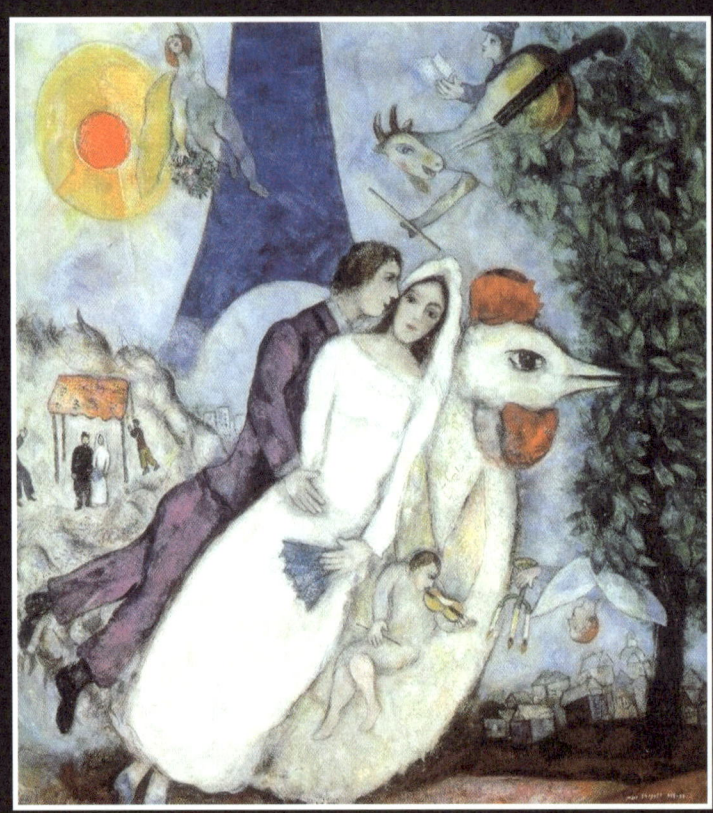

샤갈 〈에펠탑의 신랑 신부〉

그림과 도표로 보는 태아 성장과정

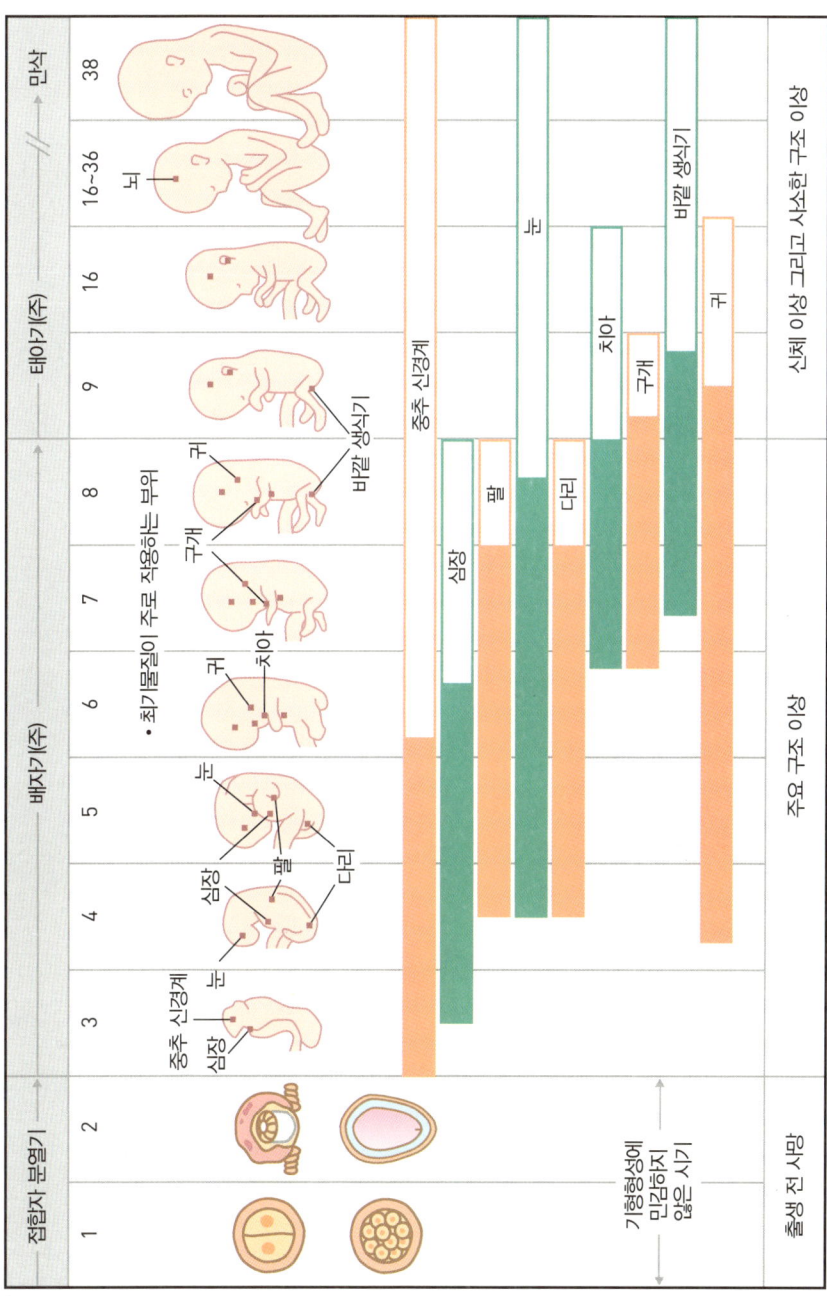

〈그림〉임신 중상/이기 변화 스케줄 및 설명(1~40주 요약) 서울대학교병원 의학정보
태아의 성장과정은 조각가가 대리석 덩어리를 예술 작품화로 만드는 과정과 유사하다고 생각한다.

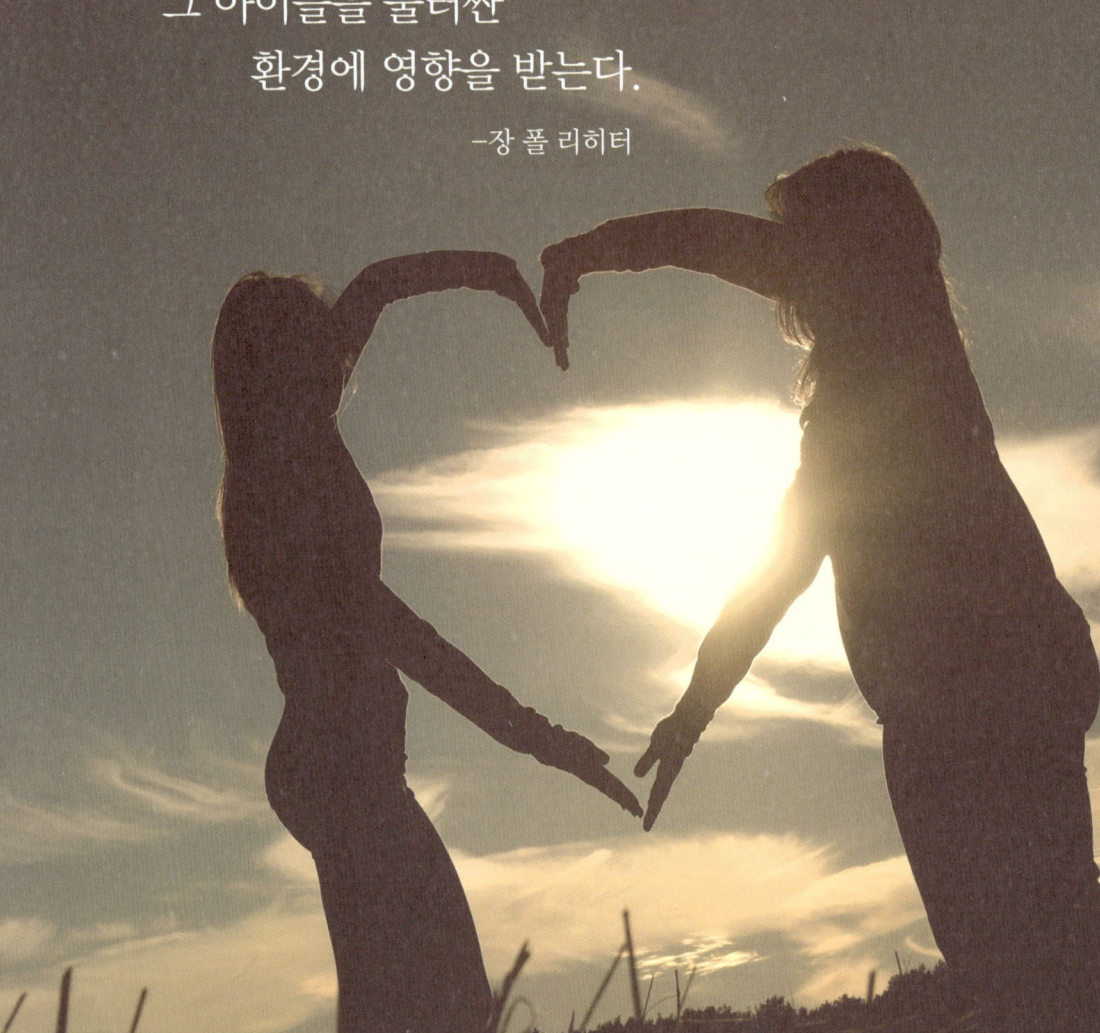

아이들의 양심은
그 아이들을 둘러싼
환경에 영향을 받는다.

−장 폴 리히터

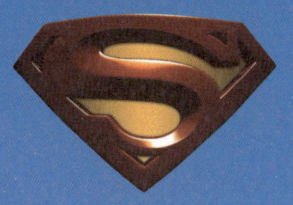

Chapter 1

임신 전
100일 전략 프로젝트

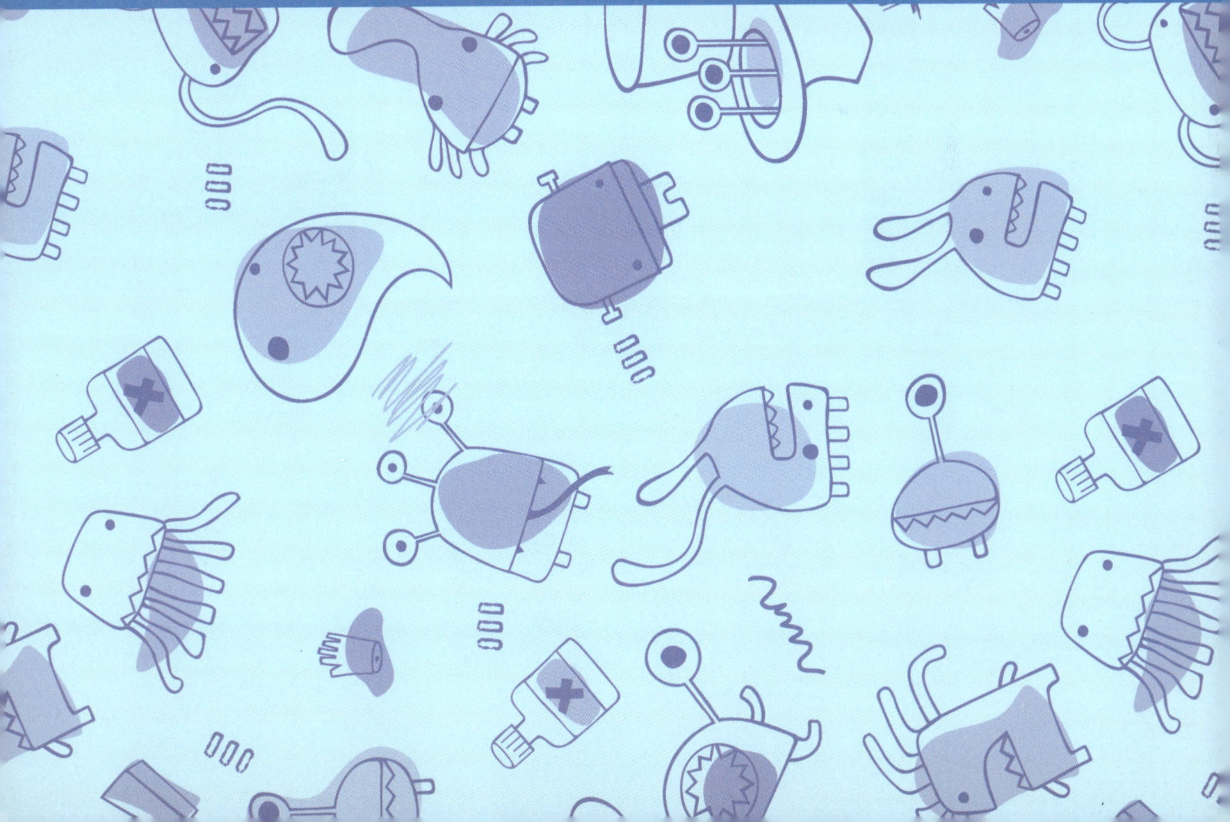

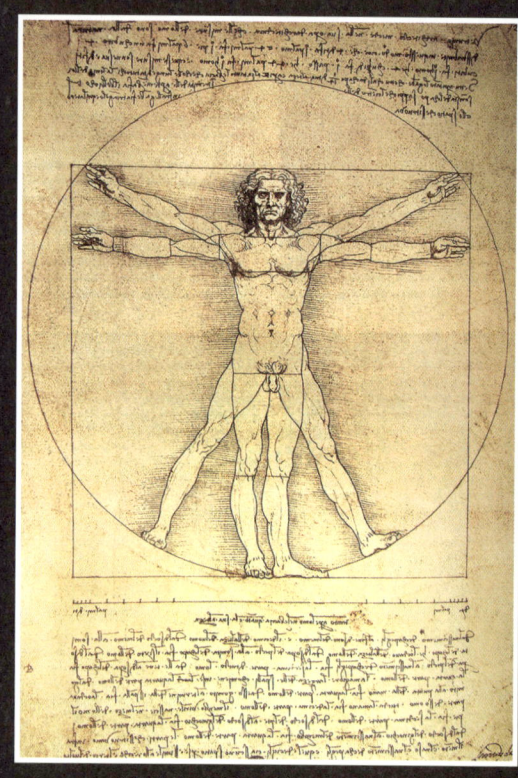

레오나르도 다 빈치 〈비트루비안 맨〉

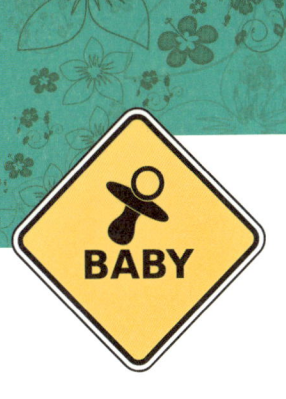

임신 전

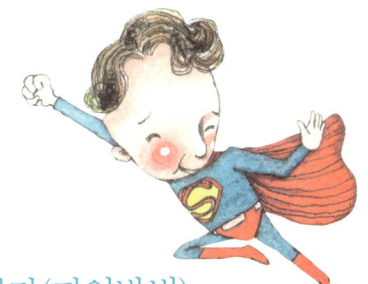

10대, 20대, 30대, 40대여 계획 임신하자(피임방법)

계획 임신을 주장하는 이유는 딱 한 가지이다. 그 시절에만 느끼고, 추억을 만들 수 있는 순간을 아기 때문에 물거품으로 만들 수 있기 때문이다. 예를 들면, 신혼여행 전의 임신은 가까운 곳만 갈 수 있다. 20대 초의 임신은 학교를 다니기 힘들다. 20대에만 할 수 있는 배움, 연애, 여행, 일 등을 아기 때문에 포기해야만 하기 때문이다.

예비 엄마, 아빠도 부모가 되기 위한 준비를 해야 한다. 부부의 DNA와 건강상태는 태어날 아기에게 그대로 유전되기 때문에 남자는 슈퍼정자를 만들어서 임신을 하도록 한다. 건강하고, 영리한 아이의 탄생을 원한다면 반드시 계획 임신을 하자.

임신은 여자 혼자만의 문제가 아니다. 남녀가 함께 책임지고, 만들어가는 과정이 임신, 태교, 출산, 육아이다. 최근에는 경제적인 이유와 사회적인 여건 등으로 고령 임신이 증가하고 있다. 통계청 발표에 의하면, 첫째 아이를 낳은 산모의 평균 연령이 2010년 사상 처음으로 30.10세까지 높아졌다. 또한 출생아의 62.8%를 30대 이상의 산모가 낳았으며, 35세 이상의 고령출산도 17%를 넘어섰다. 늦은 나이의 경우 임신 3개월 전부터 철저한 준비를 통해 계획 임신을 시도하는 것이 더욱 중요하다. 건강한 부부가 결혼해서 자연임신으로 출산하는 경우는 1년에 30%정도라고 하니 아기와 산모를 위해서 계획 임신이 필요하다.

또한, 저출산으로 50년 후에는 아래와 같이 경로석이 많고, 아이들만의 좌석을 별도 만드는 세상이 올 듯하다.

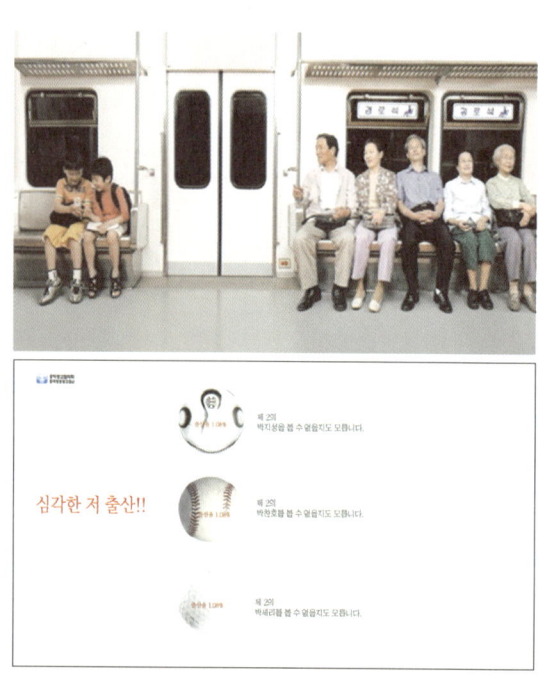

〈출산을 장려하는 공익광고〉

어느 날, 3~4년 동안 소식이 없던 친구가 전화를 했다.

"오랜만이야. 다음 주에 한번 보자."

"그래, 잘 지내지?"

"응, 나 결혼해, 다음 달에……."

"너 여자 친구 없었잖아?"

"아… 최근에 사귄 여자 친구인데 아기가 생겨서 급하게 결혼하게 됐어."

"그래, 축하한다. 책임지는 남자네… 멋지다! 신혼여행은 어디로 가니?"

"임신 3개월이라서 멀리 못 가. 제주도에 다녀오려고……."

"몸조심하고, 결혼식 때 보자."

신혼을 추억할 수 있는 것이 바로 신혼여행인데 친구는 아기 때문에 포기해야만 하는 상황이 되었다. 조금 안타까운 일이라 생각한다. 둘만의 꿈같은 시간을 보내려면 반드시 계획 임신을 하는 게 좋다고 생각한다. 추억은 험난한 결혼생활에 활력소가 되고, 자양분이 되고, 둘만의 은밀한 비밀도 된다.

그리고 신혼여행은 도피여행이 아니다. 결혼식 끝나고 급히 떠날 게 아니라 정리를 어느 정도 끝마친 후, 1주일이나 2주 후에 가는 것도 좋다. 적극 추천한다.

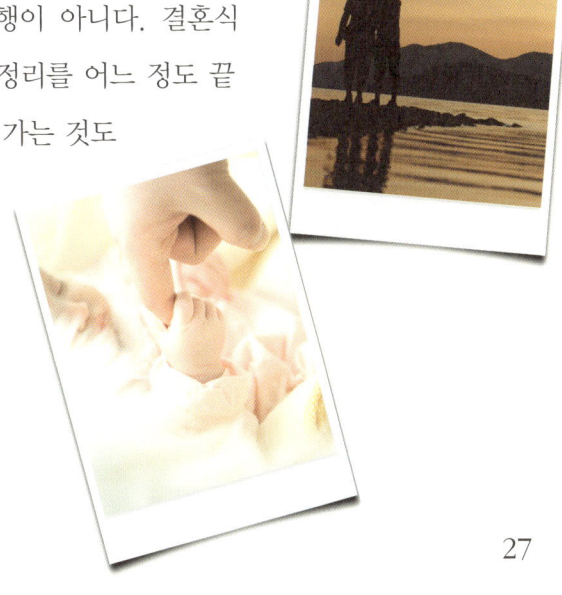

계획 임신을 위해서는 피임방법을 정확하게 알고 있어야 한다. 마이크로 소프트(MS)의 창업자 빌 게이츠와 그의 아내 멜린다 게이츠가 운영하는 빌 & 멜린다 게이츠 재단이 성교 시 불편한 느낌을 최대한 줄여서 만족감을 높일 수 있는 '차세대 콘돔' 기능 향상에 100만 달러의 상금을 걸었다.

빌 & 멜린다 게이츠 재단은 글로벌 헬스 프로그램을 위한 그랜드 챌린지(Grand Challenges in Global Health Program)를 통해 콘돔 기능을 향상시키기 위한 아이디어를 공모하고 선정된 아이디어 수상자들에게 10만 달러의 연구비를 지급, 콘돔 기능을 개선시킨다는 계획이다.

또한, 조선시대 여성 실학자 사주당 이씨의 태교지침서인『태교 신기』제1장 3절에 계획 임신을 강조하고 있다.

"아내의 침실이 아니면, 함부로 들어가 거처해서는 안 되고, 몸에 병이 있으면 함부로 침실에 들어가서는 안 되며, 상복을 입고 함부로 침실에 들어가서도 안 된다."

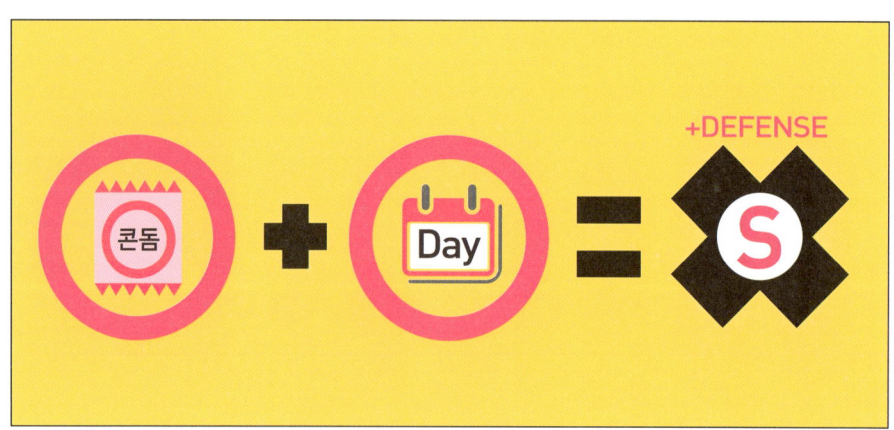

〈대표적인 피임방법〉

피임방법			최저실패율(%)	일반실패율(%)
피임안 함			85	85
호르몬 피임제	복합경구피임제		0.1	7.6
	프로게스틴 단일 경구피임제		0.5	3.0
	피임패치		0.1	0.15
자궁 내 장치	구리 자궁 내 장치		0.6	0.8
	레보놀게스트렐 분비 자궁 내 시스템		0.1	0.1
남성용 콘돔			3.0	13.9
질외사정			4.0	23.6
월경주기조절법			9.0	20.5
불임 수술	난관불임수술		0.05	0.05
	정관불임수술		0.1	0.15

〈각 피임법에 따른 첫 1년간 피임 실패율〉

보건복지부, 대한의학회

콘돔 생산 세계 1위 한국, 사용은 꼴찌?

콘돔은 대표적으로 음지에 가려져 있는 제품이다. 청소년이 아니라 성인이라도 콘돔이라는 단어를 꺼내기 조차 민망해 하는 사람들이 많다. 이런 우리나라가 세계 콘돔 시장에서는 생산 점유율 1위를 차지하고 있다는 사실이 그저 놀라울 따름이다.

콘돔은 세계적으로 총 80개 업체에서 연간 120억 개 생산능력을 보유하고 있다. 업체 분포는 아시아에 60여 개의 업체가 있으며 유럽과 미주 각각 10개 업체가 콘돔을 생산해 내고 있다. 연간 80억 개(1조 1000억 원)에 이르는 세계 콘돔 시장에서 우리나라는 그 중 30% 이상, 즉 25억 개를 점유하고 있으며 95%에 이르는 양을 수출하고 있는 콘돔 생산 강국이다. 특히 일반형 콘돔을 다루는 공공시장 부문에서는 최근 7년간 부동의 1위를 지키고 있다.

콘돔 사용이 귀찮다?

콘돔이 수출 효자 품목인 것에 비해 우리나라 사람들의 콘돔에 대한 인식과 사용률은 후진국 수준을 면할 길이 없다. 우리나라에서는 연간 총 1억 개의 콘돔을 소비하고 있지만 사용 인구를 감안할 때 일인당 콘돔 사용량은 1년을 통틀어 평균 5개에 불과한 셈이다.

콘돔의 가장 큰 두 가지 역할은 물론 '성병예방'과 '피임'이다. 특히 성관계를 통해 전염되는 성병은 개인적인 고통도 클 뿐 아니라 충분히 예방이 가능함에도 빈번하게 발생해 성병의 근본적인 원인은 바이러스가 아닌 성병 예방에 대한 경각심 상실이 지적되고 있다. 게다가 매독과 임질, 클라미디아 같은 성병에 한 번 걸리게 되면 재발률과 재감염 비율이 높은 편이므로 이에 소요되는 경제적, 사회적 비용도 무시할 수 없다.

메디컬투데이/뉴시스

Tip ★ 아름다운 사랑을 위한 키스 각도 방법

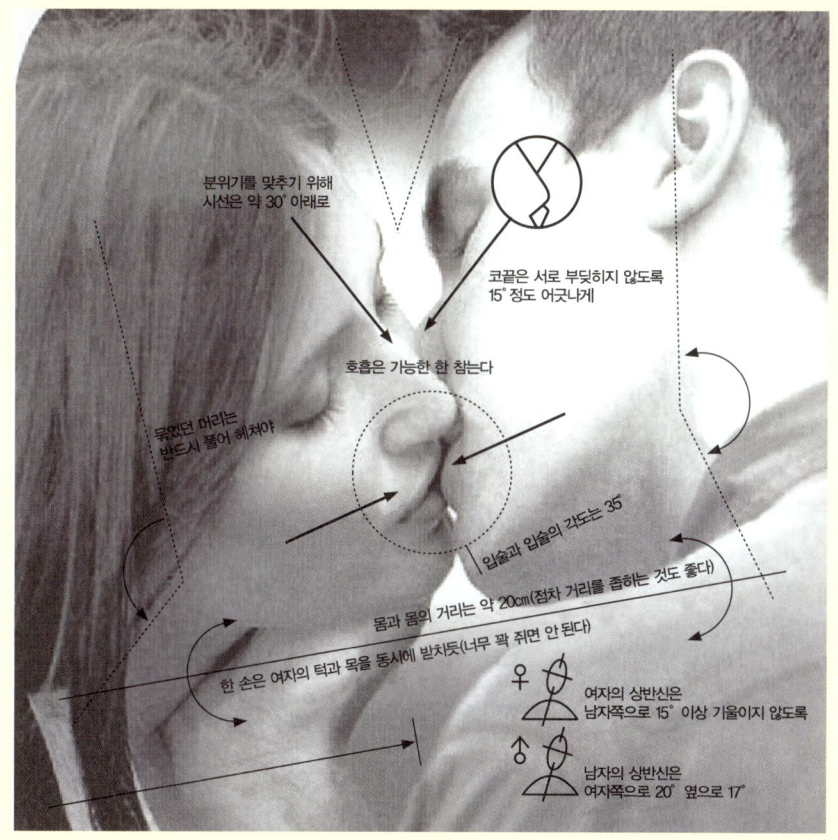

http://cafe.naver.com/vwholic/12573

슈퍼맨 아빠의 센스 있는 말 한마디

"우리 계획 임신해서 재미있는 추억 만들고,
건강한 아기 출산해요. 화이팅!"

지혜로운 엄마 아빠의 부모 자격증 제도(태교 신기)

자동차를 운전하기 위해서는 운전면허증이 필요하듯 부모가 되기 위해서는 최소한의 조건을 갖출 수 있는 부모자격증이 필요하다고 생각한다. 남녀 모두 명심해야 할 것은 부모 준비가 되어 있지 않는 상황에서 덜컥 아기가 생기는 것을 방지해야 한다는 점이다. 또한, 부모의 역할과 책임감 정도는 측정해서 부모의 자격을 갖춘 후 결혼하는 제도가 있었으면 좋겠다.

어느 결혼 정보 조사 결과에 따르면 20~30대는 1순위 '성격차이', 2순위 '경제적인 이유', 40~50대는 1순위 '외도, 바람', 2순위 '경제적인 이유'가 이혼 사유인 것으로 드러났다. 결혼 전 연애할 때 성격차이와 경제적인 가치관을 서로 맞춰보거나 알아볼 수 있는 방법이 있다면 이혼율을 줄일 수 있을 것 같다.

물론, 결혼 전보다 결혼 후가 더 중요하다고 생각한다. 결혼 전에는 여자친구를 위해서 많은 이벤트와 데이트를 진행하지만, 결혼 후에는 안 하는 경우가 많다. 그런 남자가 많아지면서 여자들은 이렇게 이야기한다.

"남자들은 결혼하면 변한다."

여자들이 꼭 알아야 할 것은 남자가 변한 것이 아니라 원래 결혼 전후 동일한 남자인데 여자친구를 쟁취하기 위한 수단으로 이벤트와 데이트를 사용했을 뿐이다. 그 안에 여자들이 들어온 것이다.

여자들이여, 보이는 것에 현혹 되지 말고, 남자의 비전을 보고, 성격과 경제적인 가치관이 맞는 남자에게 투자하라.

Tip ★ 태교 신기*

조선시대 여성 실학자 사주당 이씨의 태교 지침서인 태교 신기에는 하늘로부터 받은 천품은 동일하지만, 어머니 뱃속에 있는 기간 동안 인간의 품성이 결정된다고 했다. 그로 인해 태내의 10개월 교육이 출생 후의 교육보다 중요하다고 태교 신기에서 주장하고 있다. 이런 이유로 『태교 신기』를 저술하기에 이르렀고, 태교의 근본과 중요성을 거듭 강조하면서 태교를 반드시 행하도록 권하고 있다.

* 태교 신기는 조선시대 여성 실학자 사주당 이씨가 4명의 자녀를 양육하면서 체험을 바탕으로 저술한 것이다.

Tip ★ 모바일 커뮤니티 맘톡

WWW.mom-talk.com

슈퍼맨 아빠의 센스 있는 말 한마디

"자기야~ 서로 책을 읽고 좋은 정보는 공유하자.
부부학교도 참여해 봐요."

아빠도 결혼 전 산전검사(아빠의 슈퍼정자 만들기)

임신을 계획했다면 임신 전에 산부인과에서 산전검사(임신 전 기본 검사)를 받는 것이 좋다. 산전검사는 임신 전 예비엄마의 건강검진이라고 생각하면 된다. 꼭 검사를 받아야 하는 것은 아니지만 고령 임신이 증가하면서 아이와 산모를 위해 미리 건강검진을 하는 것이다. 행복한 가정을 위해 임신을 계획했다면 최소 임신 3개월 전에 미리 검사를 해두는 것이 좋다.

산전검사 항목으로는 풍진항체, 혈액검사로 간염보유자의 유무를 검사, 소변 및 매독검사, 에이즈검사, 초음파를 통해 난소와 자궁의 건강상태를 체크한다. 임신의 가능 여부를 알 수 있는 골반초음파검사 및 자궁경부암검사 등이 있다. 여기서 한 가지 짚고 넘어가야 할 것은 여자만 산전검사를 하는 것이 아니라 남자도 해야 한다는 점이다.

남자는 정액검사, 고환검사 등을 실시한다. 산전검사는 지역에 따라 다르지만, 거주지 주민을 위해 지역 보건소에서 무료로 실시하는 경우도 있다. 전자기기 및 스마트폰의 전자파, 환경호르몬의 노출은 정자를 파괴 시키고, 정자의 활동성을 저하시키며, 기형아 출산의 원인이 되기도 한다.

"정자는 90일 전 당신이 한 일을 기억한다. 수정되는 정자는 아빠의 몸 속에서 이미 약 90일전에 만들어진 것이다."

그래서 계획 임신을 통해 부부가 함께 건강한 몸만들기를 해야 하고, 남자도 임신 10개월 전부터는 담배, 술, 스트레스를 줄여야 한다.

수지 웰치(Suzy Welch)가 제안하는 선택의 법칙이 바로 텐텐텐(10-10-10)인데 이는 미국 베스트셀러 도서 이름이기도 하다. 저자는 하버드 비즈니스 리뷰(Harvard Business Review)에서 편집장을 역임했다. 텐텐텐은 10분 후, 10개월 후, 10년 후 즉, 세 가지 시간대를 의미한다. 인생의 모든 선택과 결정은 10분 후,

10개월 후, 10년 후의 결과를 생각해야 한다는 것이다.

　예비 엄마 아빠는 선택의 갈림길에 서 있다. 건강한 아이를 위해서라면 텐텐텐(10-10-10) 선택의 법칙처럼 계획하고, '100-10-100 프로젝트'에 동참할 필요가 있다. '10-10-10 베이비 플랜' 홍보 캠페인처럼 10개월은 힘들어도 100일은 동참해야 한다. 아내와 함께 꼭 계획 임신을 하자.

Tip ★ '10-10-10 베이비 플랜' 홍보 캠페인

'10-10-10 베이비 플랜'은 건강하고, 똑똑한 내 아이는 10-10-10으로 결정된다는 점을 널리 알리고 있다. 그래서 임신 전 10개월은 임신을 계획하고, 임신 중 10개월은 건강한 임신을 위해 관리하고, 임신 후 10개월은 육아환경에 대해 관심을 가지자는 것이다. 30개월의 준비가 내 아이의 평생을 결정짓는다. 여기에 덧붙여 육아 전문가들은 임신 10개월보다 임신 전 10개월이 더 중요하다고 입을 모은다.

슈퍼맨 아빠의 센스 있는 말 한마디

"자기야! 3개월 이상 아기가 안 생기면,
나도 산전검사 할게요."

아빠의 정자는 건강합니까?(자가진단테스트)

"아빠의 정자 DNA는 유전된다."

정자를 만들고 남성 호르몬을 분비하는 아빠의 고환은 늘 시원하게 유지되어야 한다. 스마트폰 및 전자기기의 전자파는 정자 DNA를 공격하며, 환경호르몬은 정자를 파괴한다. 술과 담배를 피해야 하며, 스트레스는 최소화해야 한다. 또한 남성 비만은 불임을 유발할 수 있다.

tvN 다큐 '아빠의 임신' 슈퍼정자 자가진단 테스트 방법이다. 다음의 각 문항들은 당신의 정자건강을 알아보고자 하는 것이다. 각 문장을 잘 읽어보고 O, X를 선택해 보자.

사우나로 피로를 자주 푸는 편이다.	O	X
채소보다 인스턴트 식품을 즐겨 먹는다.	O	X
하루 수면시간이 7~9시간 미만이다.	O	X
커피나 홍차 등 카페인 음료를 하루에 3잔 이상 마신다.	O	X
담배를 피운다.	O	X
술을 주 3회 이상, 1회당 1병 이상 마신다.	O	X
노트북을 사용할 때는 무릎에 놓고 사용한다.	O	X
사각팬티보다 삼각팬티를 즐겨 입는다.	O	X
주 6회 60분 이상 운동을 한다.	O	X

결과 보기

★ 모든 문항에 해당된다면, 당신의 정자건강은 위험 수준일 수 있습니다.
★ 7~9개에 해당된다면, 정자건강을 지키기 위한 노력이 필요합니다.
★ 3~6개에 해당된다면, 안심은 금물 개선의 노력이 필요합니다.
★ 1~2개에 해당된다면, 정자건강 안전지대에 계십니다.
★ 해당문항이 없다면 당신은 정자건강 지킴이!

Tip ★ 태교의 중심이 엄마에서 아빠로 바뀌고 있다 (부부가 함께 관람하자)

tvN 스페셜 아빠의 임신 1화
- 당신의 정자는 안녕하십니까? – 약 90일간 건강한 정자 만들기 프로젝트 진행

tvN 스페셜 아빠의 임신 2화
- 슈퍼정자의 비밀 – 아이의 미래를 결정하는 슈퍼정자를 만드는 비밀의 해답

tvN 스페셜 아빠의 임신 3화
- 파더 이펙트 – 아빠 효과의 비밀을 묻다

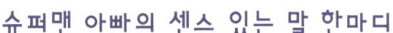

슈퍼맨 아빠의 센스 있는 말 한마디

"정자 테스트를 해보니, 더욱 건강한 몸을 만들어야겠어요.
같이 규칙적으로 운동해요."

아기가 안 생겨요 ('핑크 다이어리'로 임신하는 방법)

결혼하고 바로 아기를 갖고 싶었지만, 3개월 후에 임신 소식을 듣게 되었다. 짧다고 할 수도 있는 3개월 동안 많은 생각이 교차하고, 불안하기도 했다.

'내 몸이 이상한가? 아내 몸에 이상이 있는 건 아닐까?'

병원을 찾아가 상담을 받아야 하나 생각할 정도로 마음을 졸였다. 그렇게 3개월이 지나고 임신 테스트를 통해 두 줄이 나타났을 때, 군대에서 첫 100일 휴가를 나온 이등병의 마음처럼 세상을 다 가진 기분이었다. 무척 기뻤다. 최종 확인을 위해서 병원을 찾았다.

"임신 축하드립니다."

원장님의 말을 듣는 순간 믿어지지 않았다. 꿈만 같았다. 한편으로는 '나도 건강한 사람이고, 아내도 건강한 사람이구나' 하고 안도의 한숨을 쉬었다.

임신을 하는 방법은 중학교 때 배운 지식이 도움이 되었다. 이 지식은 절대 안 잊고 있었다. 왜냐하면, 반드시 사용해야 할 지식이니 말이다.

임신 가능일 = 배란 예정일

임신 가능일 = 배란 예정일은 다음 생리 시작 예정일에서 14일을 빼면 된다.

"선생님, 임신하는 방법을 정확하게 알려주세요."

"난자의 생성 시기와 생존 시간을 공략하면 임신 확률이 가장 높습니다. 난자(미성숙 난세포를 갖고 태어남)는 배란 후 12~24시간 생존합니다. 정자(사정 시에 평균 1~2억 개의 정자가 배출됨)는 48~72시간을 살 수 있죠. 배란일 전후 1~3일 사이에 만난 난자와 정자가 난관에서 수정을 하게 됩니다. 꼭 저녁에만 관계를 해야지 하고 생각하면 안 됩니다. 난자의 생존 시간은 12시간이 안 될 수도 있습니다. 사람마다 다르기 때문에 출근 하기 전, 잠자리 전으로 치밀하게 하루 2번 집중 공략하면 됩니다."

"선생님, 좀 더 쉽게 설명해 주세요. 어떻게 하면 되는 거죠?"

"자세히 이야기하자면, 착상 이론(난자가 정자를 만났을 때)으로 배란 예정일이 결정되는데요. 배란 예정일 전후에 12시간~24시간 주기로 출근 전, 잠자리 전, 하루 2번 꼭 관계를 하세요. 확률이 높아요."

"선생님께서 설명해 주신 방법으로 계획 세워서 하겠습니다. 감사합니다."

배란일 계산이 어렵다면, 네이버에서 '배란시기'를 검색해 보자. 최근 생리 시작과 생리주기를 입력하면 배란 예정일을 알 수 있다. 즉, 다음 생리 시작 예정일에서 14일을 빼면 된다.

예를 들면, 최근 생리 시작(2011년 7월 30일)과 2월간의 생리주기(30일)를 알면, 다음 생리 시작 예정일은 2011년 8월 29일이다. 2011년 8월 29일에서 14일을 빼면, 배란 예정일인 2011년 8월 15일이다. 배란 예정일(2011년 8월 15일) 전후에 꼭 12시간~24시간 주기로 관계를 하면 된다.

임신을 계획했다면, 예비 엄마, 예비 아빠는 음주, 흡연, 카페인이 함유된 커피를 자제해야 한다. 믿거나 말거나의 정보로 임신하는 방법 중에 가장 중요한 것은 난자와 정자가 짝을 찾을 수 있도록 기다려 줘야 한다.

부부관계를 할 때 여자는 남자의 사정이 끝나면, 바로 휴지로 닦거나 샤워를 하면 안 된다. 여자는 누운 상태에서 다리를 꼬고, 가슴 쪽으로 다리를 들어올린다. 정자가 밖으로 흘러나오거나 배출되는 것을 방지하기 위해서 그 자세를 최소 10분~15분 정도 유지하면 좋다. 이때 여자가 민망해 할 수도 있으니 남자는 대화로 리드하자.

Tip ★ 산부인과의사회 공식 생리달력 '핑크 다이어리'

생리 예정일, 임신 가능한 시간, 배란 예정일을 자동 계산해 주며, 근처 병원 검색 가능, 의료·시술 정보도 알 수 있다.

 구글Play 애플

슈퍼맨 아빠의 센스 있는 말 한마디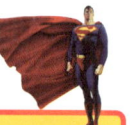

"임신하는 방법을 함께 고민하고,
같이 병원에 가요."

아들 낳는 방법, 딸 낳는 비법(선택 임신)

흔히 아들과 딸이 있는 집은 만점을 넘어 120점이라고 말한다. 그만큼 확률적으로 힘들다는 의미가 아닐까? 우리 마음대로 아들과 딸을 가려서 낳을 수는 없지만 다양한 과학적인 방법을 동원하면 불가능한 것도 아니니 꼭 실천해 보도록 하자.

그리고 우리나라는 태아 성별을 예측하는 것과 관련하여 속설들이 많은 편이다. 예를 들면 다음과 같다. "임산부가 신 음식을 좋아하면 딸이요, 아니면 아들이다." "임산부의 배(배꼽)가 평평하면 딸이요, 튀어나오면 아들이다." 등등의 속설이 전해지고 있다.

그렇다면 어떻게 하면 아들과 딸을 구별해서 낳을 수 있을까.

SBS 뉴스 취재파일 기사 중 네덜란드의 한 연구진이 '생식 생의학 온라인 (Reproductive BioMedicine Online)' 이라는 웹사이트에 다음과 같이 발표한 적이 있다. '딸을 낳으려면 과일과 채소, 쌀을 많이 먹어라!' 연구진이 150쌍의 부부를 대상으로 섭취 영양소와 성관계 시점을 달리하는 연구를 진행했는데, 최종적으로 32명의 임산부들로부터 의미가 있는 분석결과가 나왔다고 한다. 분석결과 과일과 채소, 쌀을 주로 섭취해서 혈액 속의 칼슘 성분이 높고, 나트륨 성분이 낮게 조절되며 배란일 이전에 성관계를 가진 32명의 여성들 가운데 81%인 26명이 딸을 낳았다고 한다. '81%'는 무척 높은 수치로 과일과 채소, 쌀을 주로 먹게 되면 칼슘은 많이, 나트륨은 적게 섭취하는 효과를 가져오며, 여기에

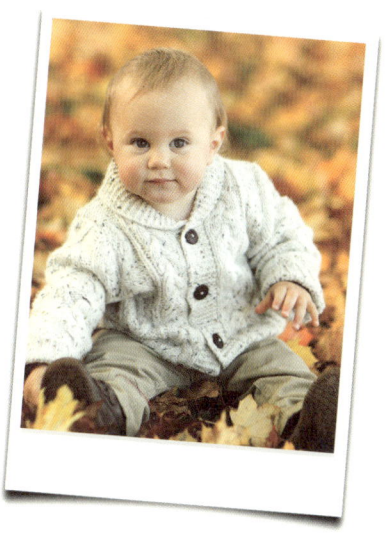

다 성관계 시기만 조절하면 예쁜 딸을 낳을 확률이 상당히 커진다고 강조하고 있다.

하라 토시오는 1983년 게이오 대학 대학원에서 의학박사 학위를 취득했다. 그는 일본 최초로 체외수정 동결수정란 아기 탄생을 위한 스태프로 활약했다. 그가 지은 책인『딸, 아들 구별해 낳는 법』에 의하면, 딸과 아들을 낳기 위한 포인트를 제시하고 있다.

● **딸을 낳기 위한 포인트**

염색체별 특징으로 X염색체, 딸 정자의 특징은 산성에서 강하며, 알칼리성에서 약하고, 움직임이 느리며, 생존기간은 2~3일이다.

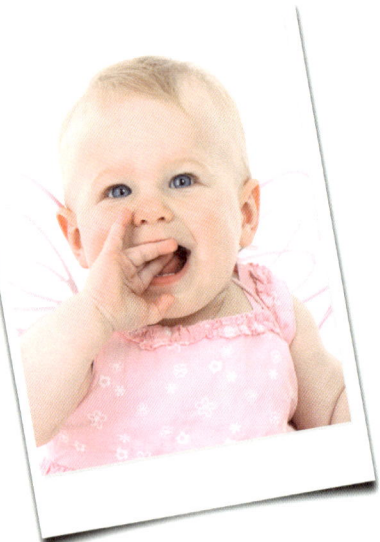

1) 배란일 2~3일 전을 체크한다.

배란일을 피하여 섹스를 해 시간차로 X정자를 수정시키는 방법이다.

2) 남성은 일주일에 한 번은 사정한다.

정소가 가득 차면 이후 X정자보다 Y정자가 우선적으로 보충된다. 정소를 가득 채우지 않는 것이 중요하다.

3) 여성이 느끼지 않는 섹스를 한다.

딸을 잉태하기 위한 섹스에서 얕은 결합으로 Y정자의 활동을 억제시킨다. 여성이 오르가슴을 느끼면 질이 알칼리성으로 기울기 때문에 주의해야 한다.

4) 배란일 전후에는 금욕하거나 피임한다.

Y정자는 운동 속도가 빠르기 때문에 딸을 잉태하는 섹스를 한 뒤에 피임을 하지 않으면 배란일에 Y정자와 수정할 가능성이 있다.

● **아들을 낳기 위한 포인트**

염색체별 특징으로 Y염색체, 아들 정자의 특징은 알칼리성에 강하며 산성에서 약하다. 또한 움직임이 빠르고, 생존기간은 1일이다. 남편은 산성 식품을, 아내는 알칼리성 식품을 먹는데 산성 식품에는 흰밥, 밀가루 음식, 육류, 어류, 청량음료 등이 있고, 알칼리성 식품에는 보리밥, 과일, 야채, 녹차 등이 있다.

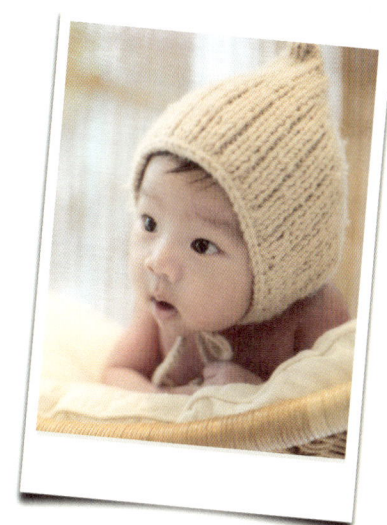

1) 배란일을 체크한다.

아들을 낳기 위해서는 Y정자가 필요하다. Y정자가 원활하게 난자에 도달하기 위해서는 여성의 배란일을 측정하는 것이 중요하다.

2) 남성은 최저 5일간 금욕한다.

건강한 Y정자의 수를 늘리기 위해서 5일~7일 동안 금욕한다. 특히 컨디션 관리를 철저히 하도록 한다.

3) 농후한 섹스를 한다.

여성이 오르가슴을 느껴야 아들을 낳을 확률이 높다. 정자가 가능한 한 알칼리성 자궁에 근접하도록 깊게 결합하고, 농후한 섹스를 한다.

4) 섹스 후 여성은 30분간 가만히 있도록 한다.

여성은 섹스가 끝나면 정자가 흘러나오지 않도록 최소 30분간 허리를 높이 드는 자세를 유지한다.

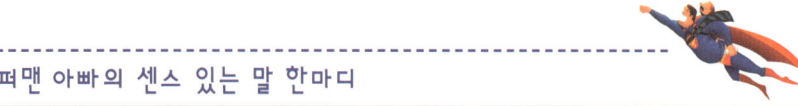

슈퍼맨 아빠의 센스 있는 말 한마디

"자기야, 아들과 딸이 함께 있으면 무려 120점이래.
둘째는 이런 방법으로 선택 임신해요."

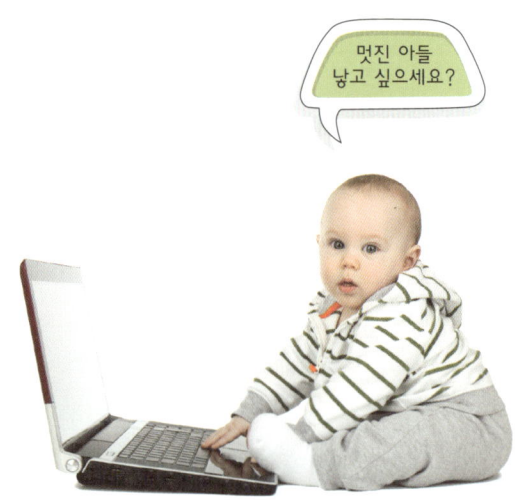

멋진 아들 낳고 싶으세요?

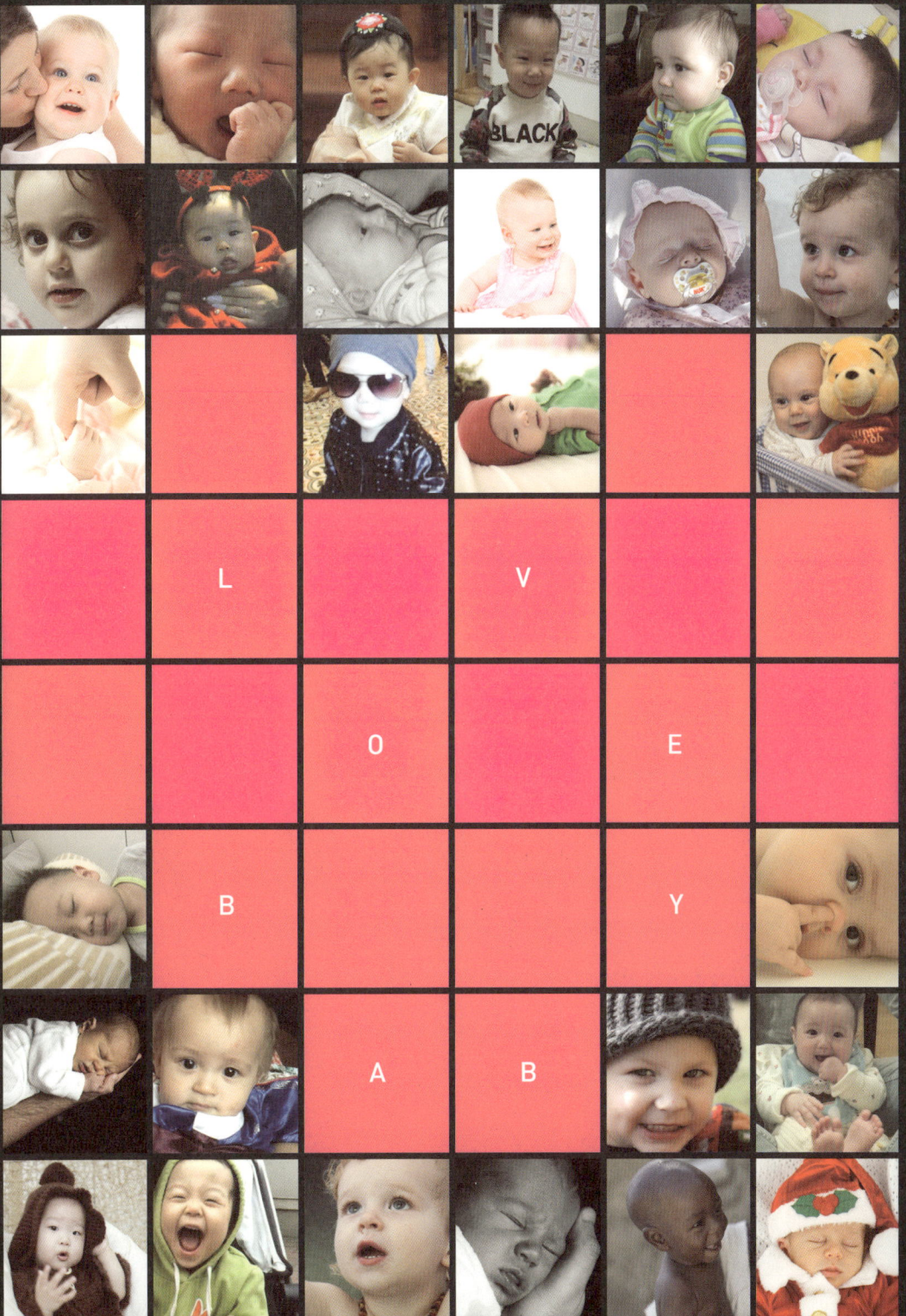

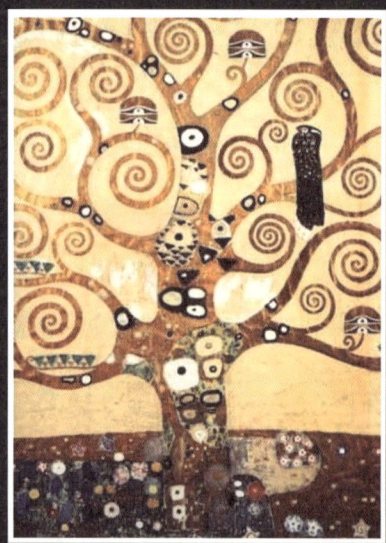

구스타프 클림트 〈생명의 나무〉

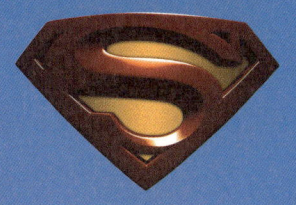

Chapter 2

슈퍼 원더우먼 엄마의 임신 중(10개월)

아이에게 호기심을 가지게 하는 것은
그가 이해력을 증가시키도록 만드는 것이다. - 사무엘 랭그레이

지식을 가지려면 호기심부터 가져야 한다.

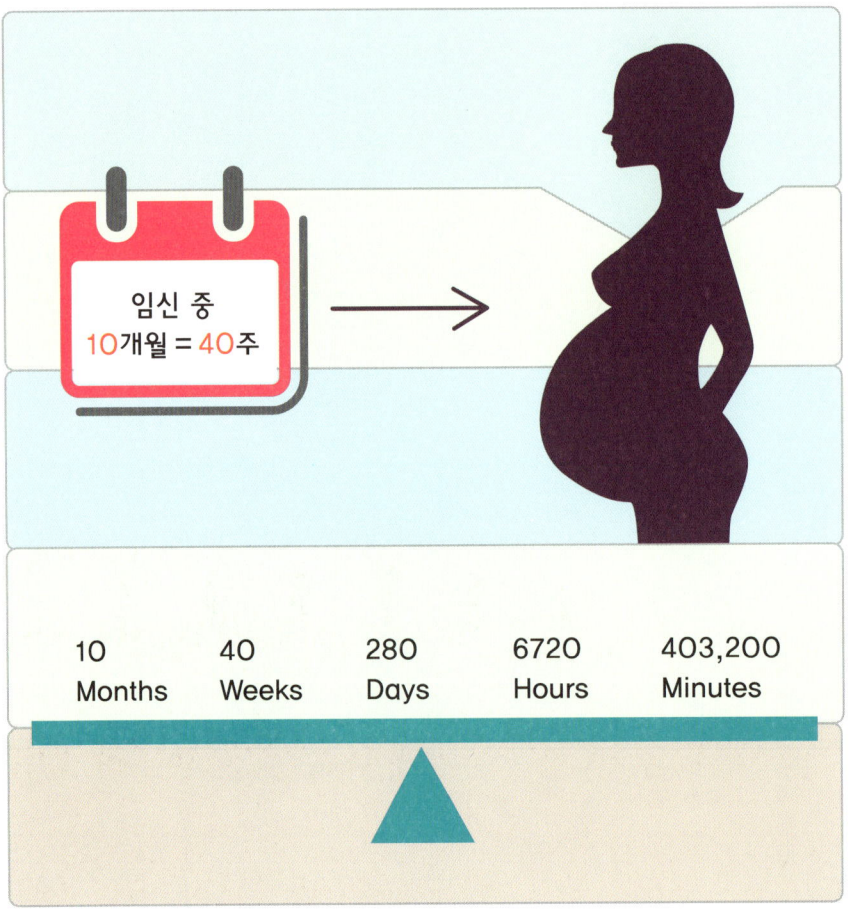

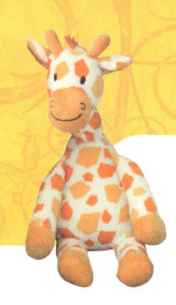

임신 1개월차

• **임신 1주차** | 예비 아빠로서 가장 감동적인 순간 7가지

1. 임신 테스트기에 두 줄이 나타날 때
2. 뱃속 태아의 첫 3D 초음파 사진을 찍고, 볼 때
3. 아기의 심장 소리를 들을 때(확~ 확~)
4. 출산하자마자 아기가 팔, 다리에 힘을 주고 일어나려고 애쓸 때
5. 출산 후 아기가 엄마 품에 안겨 누워 있을 때
6. 부모님이 아기와 놀면서 즐겁고 기뻐하실 때
7. 자고 있는 아기 얼굴만 쳐다봐도 웃음이 저절로 나올 때

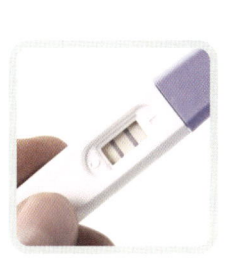 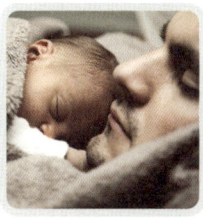 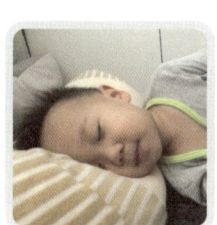 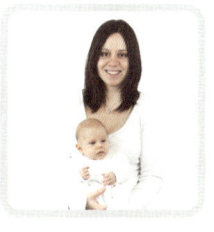

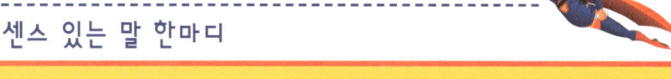

슈퍼맨 아빠의 센스 있는 말 한마디

"나랑 결혼해 줘서 정말 고마워요! 우리 건강한 아기 낳아요."

• 임신 2주차 | 남자도 임신 태교 출산 책 읽고, 학습, 실천, 실천!

"자기야, 나도 아빠가 되기 위해서 많은 준비를 해야겠어요."
"어떻게 준비하는데요?"
"나도 잘 모르지만 임신, 태교, 출산, 육아 등등 관련 책을 100권 이상 읽으면 답이 나오겠지. 내가 읽고, 좋은 정보는 알려줄게요. 자기도 알려주세요."
"정말 고마워요."
"뭐가 고마워요. 당연히 해야 할 일인데요. 나도 예비 아빠로서 준비해야 하는 거고 우리의 아기를 위해서도 이 정도는 해야지."
"당신 덕분에 안심이 돼요. 고마워요."
"산부인과 의사의 말에 의하면 아빠의 도움이 꼭 필요하데요. 아기의 미래를 결정하는 것은 아빠의 관심과 손길이라고 말했어요."
"그래요. 우리 건강한 아기를 출산해서 재미있게 지내요."

홍영재의 『천재를 낳는 유대인의 계획 임신 닛다 임신법』에 따르면, 임신한 이후에 임신부와 아이의 건강을 걱정하는 것은 늦다고 한다. 임신 전 100일, 임신 중, 출산 후 100일까지의 아기와 엄마의 변화를 큰 그림으로 이해하고, 숙지한다면 아내와 아기에게 도움이 된다.

임신 태교 출산은 중고등학교나 대학교에서 필수 이수항목이 되어야 한다. 이 부분은 정규 교과 과정에서 배우지 못하지만, 실생활에서는 꼭 필요

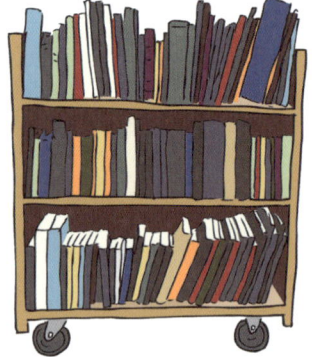

한 이수항목이 아닐 수 없다. 따라서 주기적인 학습으로 가족을 안정화 시킬 수 있도록 해야 한다.

또한, 신혼 부부는 임신에 대해 잘 모르기 때문에 임신, 태교, 출산 관련 도서를 함께 읽어보는 것이 정말 중요하다. 사전처럼 두꺼운 책보다는 임신 주별 체험 지식들과 정보가 함께 있는 책을 권하고 싶다. 수박 겉 핥기 식으로 읽어도 좋다. 하지만 꼭 처음부터 끝까지 읽어보길 바란다.

남편이 먼저 읽고, 아내에게 선물하면 좋아하는 정도가 아니라 감동 단계로 올라간다. 임신은 여자만의 몫이 아니다. 남편과 함께 만들어 가야 하는 부부 공동의 과제이다.

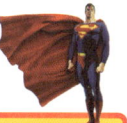

슈퍼맨 아빠의 센스 있는 말 한마디

"자기야! 임신 태교 출산 책 사러 같이 가요.
우리 아기를 위해서 아빠도 책 읽고, 실천해야겠어요."

• **임신 3주차** | 아빠의 임신 태교 출산 일기장으로 가정교육 시작(글쓰기)

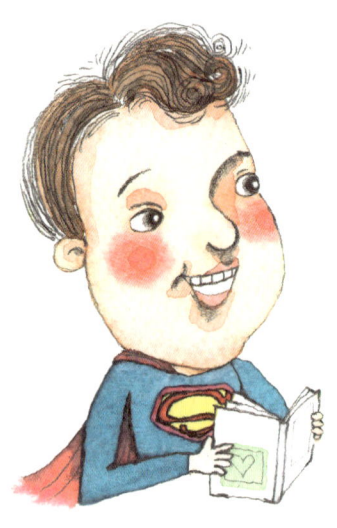

글쓰기는 최고의 가정교육이다.

자식에게 재산이나 물건을 물려주는 것보다 부모의 가치관, 지혜, 사고방식을 물려준다면 최고의 가정교육이 아닐까 생각한다. 그래서 살아있는 가정교육을 위해 일기를 쓰고, 쓴 일기는 자식에게 물려줄 것을 원칙으로 하여 임신 태교 출산 일기장을 쓰기 시작했다. 또한 개인의 역사가 모여서 그 시대상을 반영하고, 한 나라의 역사에 영향을 끼칠 수도 있기 때문이다.

이순신의 『난중일기』는 임진왜란 7년간의 전쟁 수행 기록이다. 조선 후기의 학자 연암 박지원의 『열하일기(熱河日記)』는 세계 최고의 여행기로 남았다. 또한, 조선시대 여성 실학자 '사주당 이씨' 가 있다. 그녀는 최초로 태교 서적 『태교 신기』를 저술했다.

아빠도 임신 태교 출산 일기장을 쓰면 아내와의 사랑을 2배 이상 증가시킬 수 있다. 가족의 역사가 기록되는 순간이다. '커피프린스 1호점', '파스타' 에 출연했던 배우 이선균의 태교법은 아내의 일기장이라고 이야기한 적이 있다. 아내의 일기장에는 아내의 임신 태교 정보와 남편에 대한 불만이 3분의 1 정도로 가득하다고 한다. 아내는 혼자 힘들고, 괴로울 때 글을 쓰면서 자기를 치료했던 것이다.

글쓰기, 일기쓰기, 블로그, 페이스북 등 글을 쓴다는 것은 자기고백의 시간이며, 정신을 정화시켜 주기도 한다. 원조 아이돌 걸그룹 SES 출신 슈도 태교 일기장에 아이의 성장과정을 꼼꼼히 기록했다고 한다. 이제 출산은 여성만의 전유물이 아니다. 남성들도 여성처럼 미래의 아기를 위해 두려움, 걱정 그리고 기대감을 함께 나눠야 할 때이다.

Tip ★ 일기 도서 참고

- 박지원의 『열하일기』
- 오세종의 『인사이트, 일본문화여행(일본인의 숨겨진 1인치, 스토리텔링 콘텐츠와 자유여행지 추천)』
- 태교 일기장 무료 출판 사이트(맘스다이어리) www.momsdiary.co.kr
- 태교 일기장 사이트(스냅스) www.snaps.co.kr
- 포토북 전문 스탑북 www.stopbook.com
- 톡앤쇼핑맘톡 www.mom-talk.com

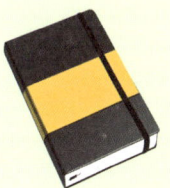

슈퍼맨 아빠의 센스 있는 말 한마디

"자기야! 함께 태교 일기 쓰자."

• **임신 4주차** | 고령 임신(노산), 남편과 함께 이겨내자(인공수정)

만 35세 이상 여성이 임신을 하는 경우를 고령 임신이라고 한다. 노산을 이기는 방법은 본인의 건강상태를 파악하는 것이다. 인공수정도 본인의 건강상태는 필수이다.

어느 30대 초에 결혼한 선배의 일화이다. 그는 결혼한 지 3~4년 지났는데 아기가 생기지 않았다. 남들이 왜 아기가 없냐고 물으면, 다양한 이유를 거론했다.

"아내가 대학원 졸업 후에 갖자고 했어."

"서로 아이를 싫어해서 둘만 사는 게 좋다고 합의했어."

어느 날, 선배가 기분 좋게 술 한잔하자고 했다.

"선배, 무슨 좋은 소식 있나요?"

"이번에 아기가 생겼어."

"축하해요."

"5년 걸려서 인공수정으로 임신했어, 병원비용도 많이 들어갔지."

"그러시겠네요. 순리대로 임신되는 것도 복인 것 같아요. 돈을 버는 거죠."

"그렇지, 남들 같이 평범하게 살고 싶은데. 그게 쉽지 않네."

지금은 건강한 아기를 출산해서 잘 키우고 있다. 그렇게 바라던 아기가 5년만에

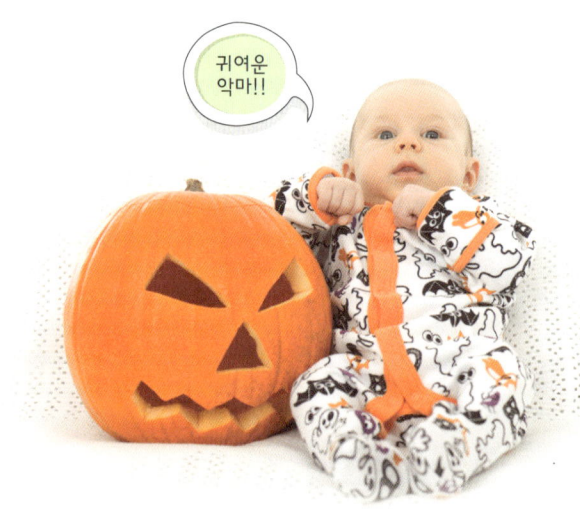

태어났는데 요즘은 잠을 잘 못 잔다고 투정을 부리고 있다. 그래도 아기가 태어나서 그동안의 마음 고생을 씻어낼 수 있어서 좋다고 한다. 특히, 부모님이 더 기뻐해서 효도하고 있다는 생각이 든다며 즐거워했다.

Tip ★ 불임에 좋은 음식

여성불임 예방에 좋은 음식은 호박씨와 우유, 녹색채소 등 아연과 비타민 E, 엽산이 풍부한 음식이 도움된다. 몸을 따뜻하게 보호해 주는 음식이 좋다.

남성불임 예방에 좋은 음식은 쌀, 장어, 인삼, 녹차 등 비타민A와 필수 아미노산의 섭취가 중요하다. 정자와 정력에 도움이 되는 음식을 섭취한다.

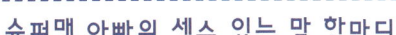

슈퍼맨 아빠의 센스 있는 말 한마디

"걱정하지 마요, 내가 있잖아.
인공수정으로 태어난 아기도 건강하게 잘 자란다니,
함께 병원 다녀 봐요."

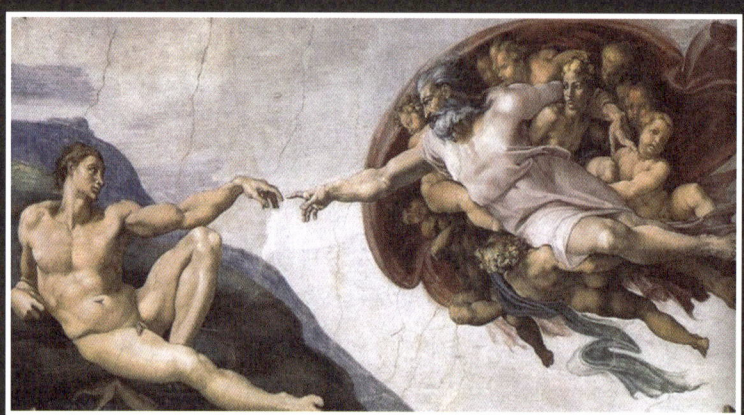
미켈란젤로 〈아담의 창조〉

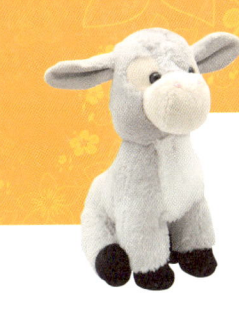

임신 2개월차

• **임신 5주차** | 임신 테스트기 사용 방법(상상임신)

"자기야! 예정 생리일도 1주일 지났네. 임신 테스트기로 검사해 보자."

"응, 오늘 약국에서 샀어. 내일 아침에 일어나서 검사할게요."

"왜 아침에 해? 지금 하면 안 되나?"

"임신 테스트가 잘 나오는 시기가 아침이래. 아침의 첫 소변으로 하는 것이 정확하데요."

"그래, 빨리 자자. 그래야 내일 검사하지."

"임신 테스트기 손잡이를 잡고, 다른 손으로 뚜껑을 열어서 소변을 충분히 묻혀야 한데. 1~2분 정도면 결과가 나타나는데, 두 줄이면 임신, 한 줄이면 임신이 아니래."

"임신 테스트기 신기하네. 기대되고, 설렌다. 빨리 내일이 와야 하는데."

아침이 밝았다. 3개월 동안 기다렸던 최후의 심판을 받는 날 같았다. 하얀 종이가 첫 소변과 만났을 때 마법처럼 두 줄이 짠~하고 나타났다.

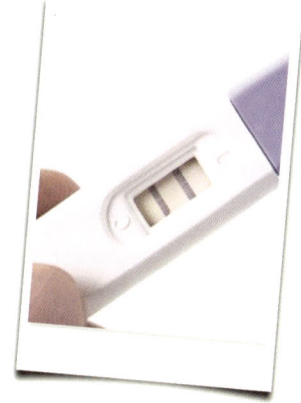

"오빠! 두 줄이야!"

그동안의 고민, 걱정을 한 번에 터트리듯 감동의 눈

물이 빗줄기처럼 흘러내렸다.

"유유유유~ ㅠㅠㅠㅠ 임신이다."

Tip ★ 상상임신(pseudocyesis)

실제로 임신하지 않았지만, 임신했을 때의 몸의 변화가 나타나는 것을 말한다.

몸의 증상은 임신 같아서 임신 테스트기를 사용했더니 임신이 아닌 경우가 있다. 임신을 해야 한다는 지나친 압박 때문에 상상임신을 하는 경우도 있다.

슈퍼맨 아빠의 센스 있는 말 한마디

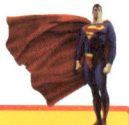

"사랑해요. 함께 아기 잘 키워요.
내가 도와줄게요."

• **임신 6주차** | 임신 초기 증상 첫 초음파 사진

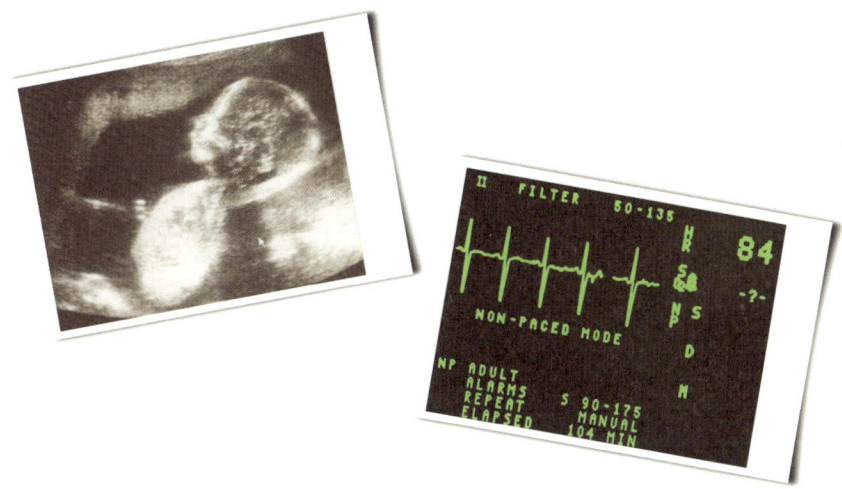

정확한 임신을 확인하기 위해서 병원을 찾았다.

"선생님, 임신 초기 증상은 어떻게 나타나죠?"

"임신 초기 증상으로는 몸에 열이 나고, 가슴이 점점 커지죠. 유륜(젖꽃판)이 진해집니다. 아랫배가 약간 콕콕 찌르듯 아프고, 생리를 하지 않습니다."

문 사이로 보이는 '올라'의 심장이 '콩닥콩닥' 뛰고 있는 모습이 보였다.

"임신이에요, 아빠가 되셨어요."

"감사합니다."

"아기의 착상 위치가 정확하고, 건강해요."

"2주 후에 오시면, 심장소리를 듣게 해드릴 게요. 지금은 아기가 놀랠 수 있거든요. 운동은 지속적으로 해야 하지만 유산을 조심해야 합니다."

"어떤 것을 주의해야 하나요? 구체적으로 알려주세요."

"아이의 운명은 타고납니다. 유전으로 유산이 될 확률도 있습니다. 자전거 타기는 피해 주시고, 심한 운동은 하지 말아야 합니다. 반복적으로 앉았다 일

어났다 하는 행동이나 하체에 무리가 가는 일은 삼가야 합니다."

"잘 알겠습니다, 감사합니다. 자기야, 양가 부모님께 전화하자."

Tip ★ 출산 예정일 계산

임신 기간은 마지막(최근)의 생리를 시작한 날로부터 280일이며 이때가 출산 예정일이 된다. 또는 초음파 사진의 아기 크기로 측정하면 출산 예정일을 계산할 수 있다.

하지만 출산 예정일에 100% 출산을 하는 것은 아니다. 출산 예정일에 정확하게 태어난 아기는 약 4% 밖에 되지 않는다. 보통 출산 예정일의 앞뒤로 1주~2주 사이에 출산을 한다.

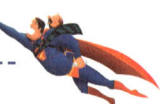

슈퍼맨 아빠의 센스 있는 말 한마디

"뭐! 먹고 싶은 거 있어요?"
"오늘부터 설거지는 내가 할게요!"

• **임신 7주차 | 금실이 좋은 부부는 남자가 입덧을 한다(태몽)**

부모님이 안성에서 '오리지널' 오리정식 식당을 운영하기 때문에 매달 한 번은 내려가서 일을 돕는다. 5년이 넘었으며, 오리고기를 도시락 반찬으로 활용할 정도로 친근한 식재료이다. 삼겹살보다 오리고기를 더 좋아하게 되었고, 더 많이 먹는다.

삼겹살의 기름은 버리지만, 오리고기의 기름은 버리지 않고, 밥을 볶아 먹을 정도로 돼지 기름과는 차원이 다르다. 오리고기는 피부에 좋고, 영양소의 집합 건강 보양식이다.

추석을 맞이하여 벌초 준비를 위해 잠시 부모님의 식당에 들렀다. 점심을 먹기 위해 양념 오리 주물럭을 굽고 있었다.

"뭐야~ 오리 냄새가 지독하네!"

"아버지, 오리 냄새가 많이 나서 못 먹겠어요. 오리 공장 거래처가 바뀐 건가요?"

"아냐~ 똑 같은 업체야."

"어머니, 오리 냄새가 왜 이렇게 많이 나요? 양념을 적게 넣은 거 아닌가요?"

"아니야. 뭐가 이상해, 냄새 괜찮은데."

나는 매달 식당에 올 때마다 여러 종류의 메뉴를 먹어 보고, 어떤 맛인지 항상 어머니에게 이야기한다.

평소 음식을 먹는 것도 하나의 즐거움으로 생각하며, 여러 나라 음식을 자

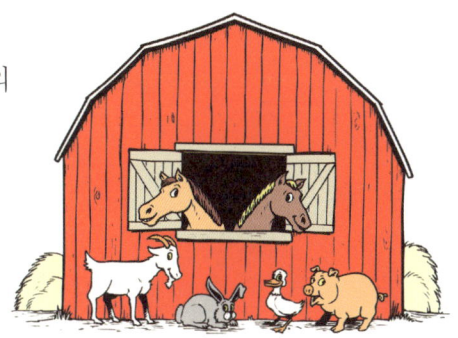

연스럽게 소화시킬 정도이다. 그러나 오늘은 오리고기를 먹지 못했다. 결국, 어머니가 직접 만든 100% 엄마손 청국장을 먹었다.

　어머니가 고민하면서 던진 한마디가 신선한 충격을 주었다.

"너 입덧하는 거 아냐?"
"에헹~ 아니에요. 아직 임신도 안 했고, 무슨 남자가 입덧을 해요?"
"금실이 좋은 부부면 남자가 입덧을 대신 해주기도 한다."
"아직 시기가 아니라서요. 애기가 생기기 전에 입덧을 하나요? 하하하 아니에요."

　대수롭지 않게 넘기고, 벌초하러 갔다.

　신이 주신 선물처럼 이 사건이 생기고, 10일 후에 아내는 임신이 되었다. 임

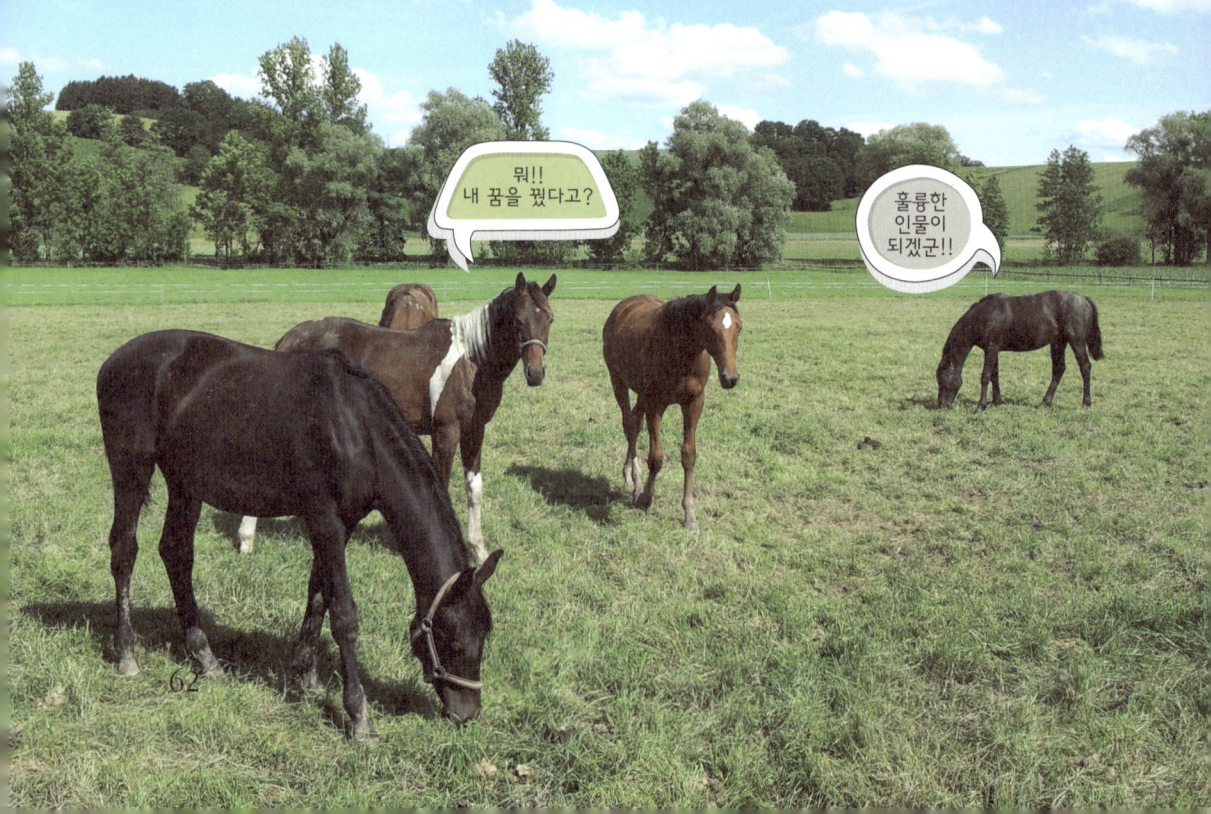

신이 되었다는 소식을 듣고, 어머니는 말씀하셨다.

"아직 확실한 아기소식도 없고, 부담 될까 봐 이야기를 안 했어. 사실은 2주 전에 태몽을 꾸었단다. 저 넓은 들판에서 갑자기 큰 말이 나에게 뛰어오는 꿈이었어. 뛰어온 말의 입에는 새끼 말이 있었단다. 큰 말은 나에게 새끼 말을 보여주고는 사라졌어. 평소에 꿈을 잘 안 꾸는데 깜짝 놀라서 일어났단다. 생각해 보니 태몽인 것 같았어. 꿈은 다른 사람에게 알리면 효력이 떨어진다고 하여, 아버지에게도 이야기 안 하고 나 혼자만 알고 있었어."

이 말을 듣는 순간, 가슴이 찡~했다. 미안하기도 하고, 고맙기도 하고, 부모님은 대단하신 것 같다.

손자를 기다리면서 태몽까지 꾸었지만, 자식이 부담 될까 봐 이야기도 못하는 어머니의 마음, 언제쯤 알 수 있을까 싶다. 부모의 마음은 자식 2명 이상은 있어 봐야 알 수 있다고 한다.

"너 입덧 아냐?"라는 어머니 말은 근거 없이 한 이야기가 아니었다. 예언자도 아니고, 알면 알수록, 알고 싶어지는 임신 태교 출산이다. 그리고 장모님, 이모, 나 이렇게 총 4명이 태몽을 꾸었다.

하얗고, 큰 말이 어머니에게 뛰어오더니 입에 아기 말을 전달해 준 태몽, 검은색의 큰 허스키 개 부부가 달려와서 이모의 다리 사이를 통과하면서 중간에 껴 있던 하얀 새끼 강아지, 안방 침대 위에 뱀들이 모여 있는데 나를 돌돌 감는 뱀 한 마리가 있었다. 미신 같지만, 아기가 생길 때 신호를 주는 것이 너무 신기했다. 한 생명을 통해 주위에서 재미있게 벌어지는 현상이 태몽이다. 호기심을 풀어가듯 부부가 함께 풀어가 보자.

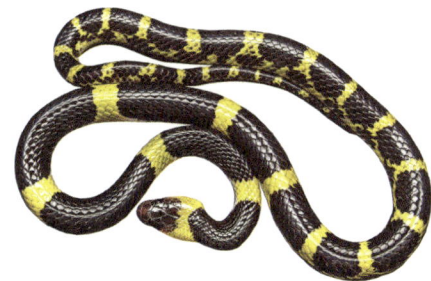

Tip ★ 태몽

될성부른 나무는 떡잎부터 알아본다지만, 천하를 호령할 인물은 뱃속에서부터 알아볼 수 있다고 한다. 역사에 족적을 남긴 큰 인물들은 대부분 그에 걸맞은 '태몽' 하나씩은 가지고 있다고 한다.

예수의 어머니인 마리아는 성령으로 잉태한 후에 그의 남편이 될 요셉의 꿈을 꾸었다. 그러나 성경에는 하나님의 사자가 나타나 예수의 잉태를 알려주었다고 기록되어 있다. 석가모니 어머니인 마야 부인은 흰 코끼리가 부인의 오른쪽 옆구리로 들어오는 태몽을 꾸었다.

노태우 전 대통령은 어머니의 꿈속에 수염이 하얀 할아버지가 나타나서 "이 고삐를 줄 터이니 저 백마를 타고 가라"고 말했고, 그 뒤 큰 말이 우렁차게 발굽을 내딛는 소리에 깜짝 놀라 잠에서 깼다고 한다. 이명박 전 대통령은 4남 3녀 중 다섯째로 '상' 자 돌림이지만, 어머니가 동산 위의 보름달이 주위를 환하게 비추는 태몽을 꾸고는 돌림자를 쓰지 않았다고 한다. 그래서 대통령의 이름이 '밝을 명(明)', '넓은 박(博)' 자인 것도 태몽에서 유래된 것이라고 보도된 적이 있다.

이순신 장군의 어머니는 하늘에 있는 달을 따오는 태몽을 꾸었다. 조선 인조(1595-1649)의 왕비인 인현왕후(1667-1701)의 태몽은 '지붕이 활짝 열리면서 해와 달이 하늘에서 떨어져 가슴속으로 들어오는 꿈'이다.

『국조보감』에 의하면 효종의 꿈에 명성왕후 침실에 이불을 씌워 놓은 물건이 있어서 들추어 보았더니 용이었다고 전한다. 조선의 22대 왕인 정조(1752-1800)의 태몽은 그의 아버지인 사도세자가 꾸었으며 용이 침실에 들어와 여의주를 가지고 노는 꿈이었다. 또한, 율곡 이이(1536-1584)의 어머니인 신사임당은 흑룡이 바다에서 솟아 올라와 침실로 날아든 꿈을 꾸었다고 한다. 안철수 서울대 융합과학기술대학원장의 태몽도 하늘로 승천하는 용꿈이다. 그의 저서『He, Story』에 소개되었다.

이같이 달과 용의 태몽은 아이가 장차 국가나 사회적인 권세·명예·업적을 얻게 되거나, 사업체를 이루어 내고 종교적인 성과를 얻게 됨을 뜻한다고 한다.

슈퍼맨 아빠의 센스 있는 말 한마디

"자기야! 속이 울렁거려, 입덧인가?
남자가 입덧하면 금실이 좋은 부부라고 하던데……."

• 임신 8주차 | 권상우, 김희선, 유재석처럼 뱃속 태아의 이름(태명) 짓기

"자기야, 연예인들은 태명을 재미있게 지어. 연기자 추상미와 이석준은 뮤지컬 '젊은 베르테르의 슬픔'에서 호흡을 맞춘 뒤 결혼을 했잖아. 태명은 '샛별'이라 지었어. 강호동은 '백두산', 국민MC 유재석과 나경은 아나운서는 '메뽀(메뚜기와 뽀뽀뽀)'라고 했네."

"재미있다. 우리는 신혼여행에서 가장 많이 사용한 말이 '올라(Hola)' 잖아. 우리 인생에 있어 최고의 여행으로 기억되고 있어."

"그치, 올라 어때? 스페인어로 '안녕하세요' 가 '올라(Hola)', 매일 새로운 호텔에서 만난 사람들과 '올라'를 외치며, 하루를 시작했어. 프랑스어로 aula[ola]는 (대학의) 큰 강의실, (학교) 강당이라는 의미래. 배움은 항상 가깝게 두고 인생을 살라는 깊은 의미까지 포함되어 있으니 올라로 하자."

"올라, 좋아. 우리 자동차 이름은 Q(큐)잖아. 스페인 신혼여행으로 유럽 스타일을 너무 좋아하게 되어서 첫 자동차도 세단(Sedan)이 아닌 해치백(Hatch Back)으로 선택했지. 그 자동차 이름은 '큐(九, きゅう)'로 자동차의 첫 번째 번호와 쿠루미의 '쿠'를 본떠서 큐(Q = 9(일본 발음과 유사)라고 이름을 지었지."

"좋아. 우리의 아기 태명은 '올라'로 확정!!"

태명은 뱃속 아기에게 10달 동안 부르게 될 소중한 이름이다. 태명을 짓는 방법은 여러 가지가 있지만, 의미를 부여하는 것이 좋다. 어린 왕자에서는 한 송이의 장미에게 관심을 갖고, 이름을 불러 주고, 물을 주고, 시간을 같이 한다. 그렇게 했을 때 특별한 장미로 인식된 것이다.

"네가 너의 장미꽃에게 쏟은 시간 때문에 그 장미꽃이 정말 소중해진 것이다."

여우와 함께 길들인다는 것은 곧 '관계 맺음'으로 시작된다. 사람이 만나서 그 사람을 기억하고자 이름을 물어보고, 명함을 제시하는 것과 동일하다. 즉, 관심을 갖기 위해서 처음 이름을 지어주는 것은 정말 소중한 일이다.

태아의 이름을 정할 때는 부부끼리의 암호나 상징적인 단어로 선택해 보자.

첫째, 깊은 의미와 미래를 상징하는 이름을 따서 짓는다.

탤런트 권상우, 손태영 부부의 태명은 '루키'다. 새롭고, 신성한 존재의 의미를 뜻한다. 탤런트 김희선 부부의 인생 대박은 바로 우리 아이라고 생각하여 '잭팟'이라고 짓고, 쉽게 부르기 위해 '잭'이라고 부른다고 한다.

둘째, 의미 있는 장소를 따서 태명으로 짓는다.

멋있고, 의미가 있는 단어를 포함시켜 태명을 짓기도 하지만, 아름다운 추억을 떠오를 수 있도록 이름을 짓는다. 개그맨 전유성의 딸 이름은 '제비'이다. 제비장 모텔에서 아이를 가졌기 때문에 '제비'라고 불렀다고 한다. 방송인 최은경은 발리여행을 통해 생긴 아들의 태명을 '발리'로 지었다고 한다.

셋째, 엄마, 아빠의 이름이나 유명한 가수의 이름을 따서 짓는다.

부부의 사랑의 열매라고 생각하여 한 자씩 따서 태명을 짓는 것도 의미가 크다. 한글 이름이나 영문 이니셜에서 조합해 보고 가장 부르기 쉬운 것으로 선택한다. 요즘은 부부가 좋아하는 연예인 이름이나 앞으로 유명해지라고 가수 이름을 따서 짓기도 한다. 예를 들면, KK(더블케이), 찌니(진), GD(지디), TOP(탑), 써니, 빈(원빈, 현빈) 등이다.

슈퍼맨 아빠의 센스 있는 말 한마디

"자기야, 우리 아기 태명 만들어 보자. 올라, 로키, 잭팟 어때?"

꽃

김춘수

내가 그의 이름을 불러주기 전에는
그는 다만
하나의 몸짓에 지나지 않았다.

내가 그의 이름을 불러주었을 때,
그는 나에게로 와서 꽃이 되었다.

내가 그의 이름을 불러준 것처럼
나의 이 빛깔과 향기(香氣)에 알맞은
누가 나의 이름을 불러다오.

그에게로 가서 나도
그의 꽃이 되고 싶다.

우리들은 모두 무엇이 되고 싶다.
너는 나에게 나는 너에게
잊혀지지 않는 하나의 눈짓이 되고 싶다.

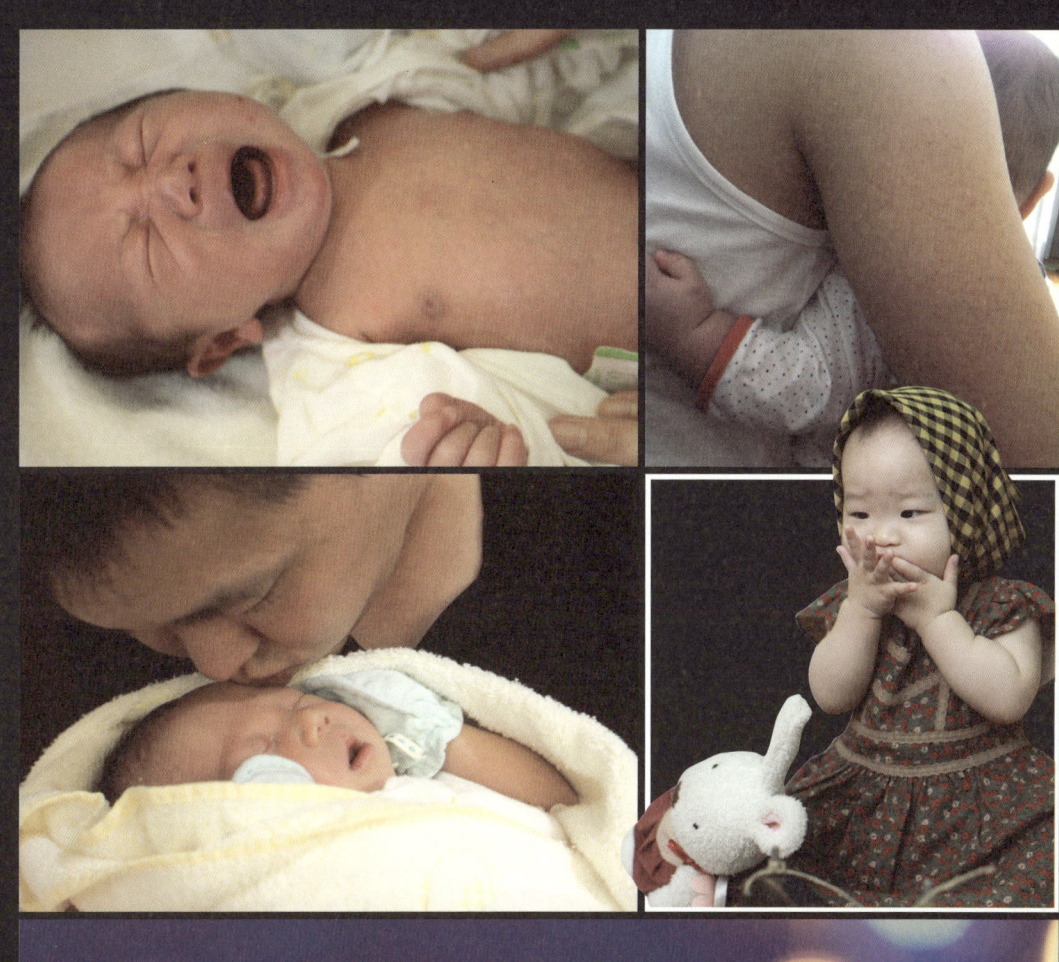

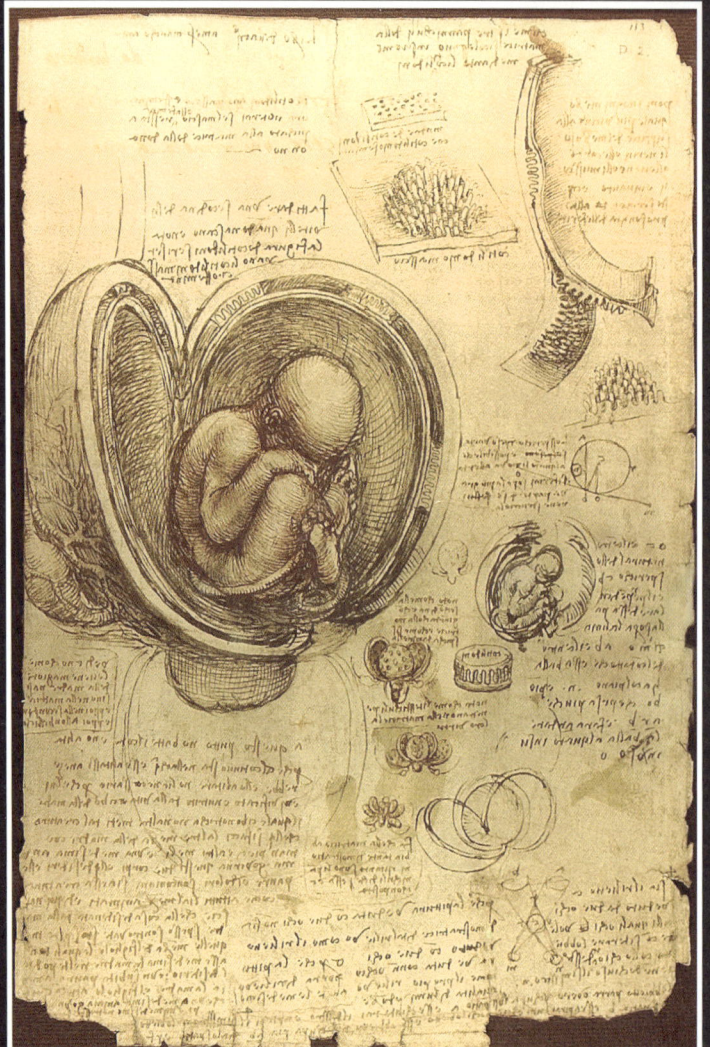

레오나르도 다 빈치 〈자궁 안의 태아〉

임신 3개월차

• **임신 9주차** | 임신 출산 장려금 신청(고운맘카드혜택)

"아빠가 되셨습니다."

"출산 예정일은 내년 5월 10일입니다."

출산 예정일이 잡히면 임신확인서를 받을 수 있다. '건강보험 임신, 출산 진료비 지원 신청 및 임신확인서(임신확인서)'라고 적힌 서류를 들고, 가까운 국민은행이나 우체국을 찾아서 임신 출산 장려금을 받을 수 있는 '고운맘카드'를 신청하자. 기간은 1~2주정도 소요가 된다.

"고운맘카드는 뭔가요?"

"임신과 출산에 관련된 진료비를 지원해 주는 것입니다. 출산할 때까지 임산부가 검사 및 분만 등에 사용되는 평균진료비는 약 200만 원입니다. 진료비는 병원마다 차이가 있습니다. 이 비용의 부담을 덜어주기 위해서 '고운맘카드'를 이용하면 50만 원의 비용을 지원받게 됩니다."

"어떻게 사용하나요?"

"오늘의 진료비 중에서 1일 6만 원까지 할인 지원이 됩니다. 예를 들어, 오늘의 병원 검사비가 13만 원이면, 고운맘카드로 6만 원 결제하고, 본인부담금은 7만 원을 결제하면 됩니다. 또는 오늘의 병원 검사비가 5만 원이면, 고운맘카드로 5만 원 결제하고, 본인부담금은 없습니다."

"1일 사용 한도액은 없나요?"

"1일 6만 원 한도 내에서 횟수 제한은 없습니다. 1일 2만 원, 4만 원으로 2번 결제해도 됩니다."

"언제까지 사용할 수 있나요?"

"분만 예정일 다음날로부터 60일까지 사용이 가능합니다. 또한, 둘째 아기가 생기면 재충전하여 사용할 수 있습니다."

"고운맘카드의 다른 혜택이 있나요?"

"병원, 치과, 한의원, 동물병원, 유치원, 약국 등 병원할인 서비스를 받을 수 있습니다. 또한 여러 아기쇼핑몰이나 오프라인 샵에서는 할인 및 적립이 가능합니다."

임신이라면 고운맘카드로 진료비 지원부터 출산까지 혜택을 꼭 받기 바란다.

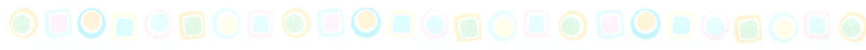

Tip ★ 고운맘카드

의료진에게 '건강보험 임신, 출산 진료비 지원 신청 및 임신확인서(임신확인서)'를 받고 고운맘카드를 신청하자.

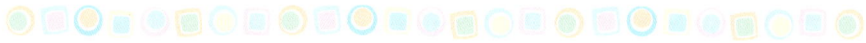

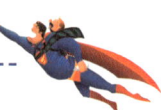

슈퍼맨 아빠의 센스 있는 말 한마디

"고운맘카드는 내가 신청할게요."

• 임신 10주차 | 임신 100일 = 100% 사람(낙태수술 No)

"선생님, 임신 100일이면 완전한 사람이라고 하던데 맞나요?"

"네, 임신 3개월, 즉 100일이 지나면 일반 사람과 비슷한 형태를 보입니다."

"얼굴, 손, 발이 뚜렷하게 보이나요?"

"임신 10주차가 되면 태아의 크기는 약 3cm, 무게는 약 4g입니다. 척추가 보이고, 척추신경이 척수로부터 뻗어 나가기 시작하죠. 생식기가 만들어지기 시작합니다."

"태아는 뭘 먹죠?"

"태아는 탯줄로 태반에 연결되어 양분을 흡수해요. 두뇌, 신장, 간, 폐 등 중요 기관이 자리를 잡고, 발달하죠. 미세하지만 손톱, 발톱, 머리카락도 생성되기 시작하며, 손가락도 완전히 분리가 되는 시기입니다. 그리고 팔, 다리가 길어지기 시작합니다."

"100일, 10주차는 소중한 시간이군요. 태아가 정말 사람이 되어 가는 준비 기간이네요."

"네, 맞습니다. 태아의 발달이 예민해지고, 태교를 할 시기예요."

연애 100일 기념, 임신 100, 수능 100일 기도, 출산 100일 등 100일이라는 숫자가 주는 의미는 정말 많다. 사람이 되기 위해 쑥과 마늘로 100일간 동굴에서 지냈다는 단군신화(檀君神話)에서도 나타난다.

단군신화에서 곰과 호랑이가 사람이 되고자 하여 환웅을 찾아온다. 쑥과 마늘로 100일간 동굴에서 햇빛을 보지 않고, 참으면 사람이 된다고 하였다. 참을성 많은 곰만이 사람이 되고, 환웅과 결혼하여 아들을 낳았다. 그분이 고조선의 첫 임금이신 단군이다. 한국 최초의 건국신화(建國神話)이다.

100일, 10주차는 완성된 사람으로 형성될 수 있는 시간이다. 그런데 10주차가 넘으면 완벽한 사람인데 이 생명체를 보이지 않는다고, 낙태수술을 하는 경우가 많아지고 있다. 낙태수술은 실제 출산하는 것과 똑 같은 체력소모가 있다고 하니 충분한 휴식과 마음의 안정이 필요하다.

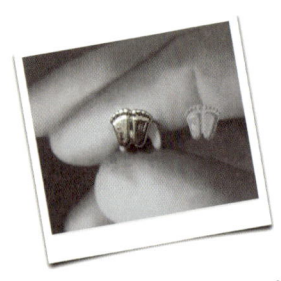

한국천주교는 명동 성당에서 '낙태 반대 거리 캠페인'으로 실물크기의 '10주된 태아의 발 모양 배지'를 인간 생명수호 상징으로 사용하였다. 10주된 태아는 한 사람의 생명체로 인간생명의 존엄성을 알리고, 낙태의 비윤리성을 고발했다. 어린 시절 실제 태아의 발 크기와 동일하게 만든 배지를 가방에 달고 다니며, 친구들에게 나눠준 기억이 난다. 꼭 아기와 본인을 위해서 본능보다는 이성적으로 계획 임신을 하여 즐거운 임신 태교 출산이 되도록 하자.

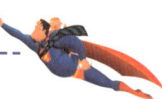

슈퍼맨 아빠의 센스 있는 말 한마디

"손가락이 자기처럼 예쁜 것 같아."

• **임신 11주차** | 임산부 전용 약! 비타민, 엽산제, 철분제 추천

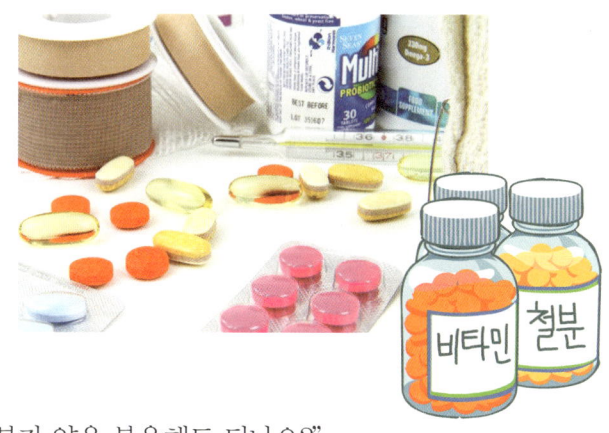

"선생님, 임산부가 약을 복용해도 되나요?"

"엽산(葉酸)은 폴산이라고도 해요. 헤모글로빈 형성에 도움을 주는 '비타민 B9' 또는 '비타민M'으로도 불리는 복합제예요."

"그 중에서 뭘 먼저 섭취해야 하나요?"

"임신 초기인 임산부가 반드시 챙겨 먹어야 하는 영양소가 엽산입니다. 임신 초기에 엽산을 섭취하지 않은 임산부의 자연유산과 비정상 임신위험률은 엽산을 섭취한 임산부보다 2.5배 높다는 연구도 있어요. 엽산은 기형아 발생 예방에 70%까지 도움을 준다고 합니다."

"아, 그렇군요. 입덧 예방에도 좋다는데 맞나요?"

"네, 엽산은 입덧 예방에도 좋고, 오메가-3 성분이 함유되어 태아의 뇌 신경관 발달에 긍정적인 영향을 줍니다. 미국질병통제예방센터(CDC)는 '모든 가임기 여성에게 매일 400mg의 엽산을 섭취할 것'을 권장하고 있습니다."

"남편도 엽산을 먹어야 할까요?"

"임신을 계획했다면, 남편과 함께 먹으면 좋습니다. 남자의 경우 엽산이 부

족하면 정자의 숫자가 감소하여 불임의 원인으로 작용하기도 합니다. 엽산은 보통 브로콜리, 쑥, 양상추, 아스파라거스, 시금치 등 녹색 채소에 많이 함유되어 있어요. 그러나 음식 섭취만으로는 엽산 등 중요 영양소를 고루 섭취하기가 쉽지 않기 때문에 별도로 복용을 해야 합니다."

부부가 함께 엽산을 섭취하면 좋지만, 남편은 녹색 채소로 섭취하고 아내를 꼭 챙겨주자. 지역 보건소마다 차이는 있지만, 기형아 예방과 태아와 모성의 건강증진을 위해 엽산제와 철분제를 지원하기도 한다. 산모수첩, 신분증을 지참하고 가까운 보건소에서 '임산부 등록' 신청을 하면, 지원받을 수 있다. 요즘은 당연하게 섭취해야 하는 식품으로 알고 있기 때문에 의사도 이야기를 잘 안 한다고 한다. 먼저 물어보고, 직접 챙겨서 섭취하자.

내 몸은 소중하니까, 우리 아기도 소중하니까.

Tip ★ 임산부 엽산제, 철분제 복용하는 방법

엽산제는 임신 초기 3개월(12주)까지 복용하는 영양제로 적혈구와 신경세포 등 세포 생성에 관여하는 필수영양소이다. 임신 5개월(20주 이상)부터 분만 전까지는 철분제를 복용해야 한다. 태아로 유입되는 혈류량 증가로 인한 임산부의 철분결핍성 빈혈을 예방할 수 있다.

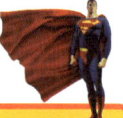

슈퍼맨 아빠의 센스 있는 말 한마디

"자기야~ 엽산제 사왔어요. 매일 먹어야 해요."

• 임신 12주차 | 애매한 임신 증상 궁금증 해결

(독감주사, 면역력, 찜질방, 잠꾸러기)

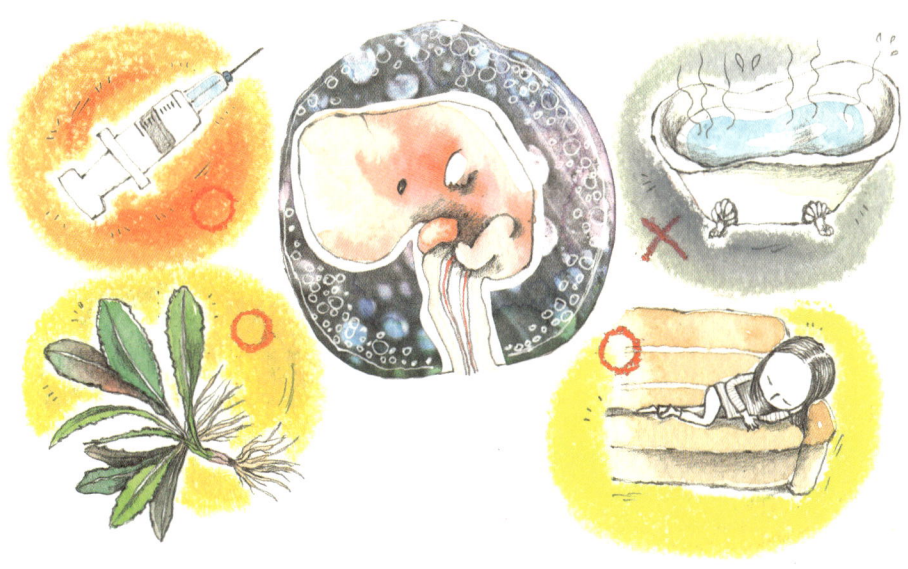

Q1 선생님, 임산부가 임신 중 독감주사를 맞아도 되나요?

임산부는 꼭 독감예방접종을 해야 합니다. **임산부뿐만 아니라 남편을 포함한 함께 살고 있는 가족이 모두 감기에 걸리지 않도록 독감예방접종을 하는 것이 좋습니다.**

임신 중에는 임산부의 면역력이 떨어집니다. 따라서 감기나 독감에 걸릴 위험이 높아지지요. 독감예방접종을 권장하고 있으니 꼭 하기 바랍니다. 임신 중에는 약을 마음대로 쓸 수가 없기 때문에 임신 중 독감예방접종을 하면 임산부뿐만 아니라 태아에게도 효과가 좋다고 알려져 있습니다.

독감예방접종 당일에는 과로나 힘든 일을 피하고, 샤워도 피하는 것이 좋습니다.

임신 중 감기약은 반드시 의사와 상의해야 합니다.

Q2 선생님, 내 몸의 면역력을 100% 높이는 방법은 어떤 게 있나요?

토코페롤이 항산화 작용을 하는데 **씀바귀는 14배나 높은 항산화 작용**을 합니다. 따라서 씀바귀무침, 씀바귀전, 씀바귀차로 섭취하면 됩니다. 현미, 우엉, 연근 등 전체식품을 섭취합니다. 또한 **슈퍼유산균으로 면역력을 높여**주세요. 발효식품이 가장 좋습니다. 김치, 청국장, 요구르트를 즐겨먹는 습관을 길러주세요.

또한 **몸의 체온을 1도 올려주세요**. 온천이나 운동을 통해 체온을 올리면, 면역기능이 강해져서 암 발생률이 낮아집니다.

브라질 아마존에서는 생명의 나무로 불리는 '아사이베리'를 섭취합니다. 아사이베리는 아마존 전사들이 전쟁 전 체력을 충전하고, 원기회복을 위해 먹은 음식으로 황산화 성분이 강하다고 합니다. 면역성에 좋은 식품입니다.

Q3 선생님, 찜질방이나 사우나에 가도 될까요?

임산부의 무리한 찜질이나 사우나는 태아에게 해롭습니다. 양수도 몸과 더불어 뜨거워져서 태아의 두뇌와 내부 장기 발달에 좋지 않습니다. **입욕을 할 때는 섭씨 39도에서 15분 이상 있지 않도록 해야** 합니다. 이보다는 간단한 샤워를 하는 편이 낫습니다. 임신 초기에는 전기장판 사용도 몸에 해롭습니다.

Q4 선생님, 미인은 잠꾸러기, 잠을 자도 또 졸려요?

임산부는 잠을 자도 계속 졸립니다. 정상입니다. 임신 초기에 잠이 많아지는 이유는 바로 황체호르몬의 증가 때문입니다. 황체호르몬은 중추신경을 억제하는 마취작용이 있기 때문에 졸음이 오는 것입니다. 또 뱃속의 태아가 성장할수록 점점 더 많은 에너지가 요구되기 때문에 쉽게 피로감을 느끼는 것이지요.

이러한 현상은 임신 중기인 6개월까지 지속됩니다. 개인마다 특성과 습관 등에 따라 임산부의 수면시간은 달라질 수 있지만 임신 전의 평균 수면시간에서 크게 벗어나지 않는 것이 좋기 때문에 일정한 시간에 잠들고 일어나는 규칙적인 습관을 가지는 것이 좋습니다.

● 임신용어

임산부는 산부(아이를 갓 낳은 여자)와 임부(아이를 밴 여자)를 아울러 이르는 말.
임신부는 아이를 밴 여자를 말한다.

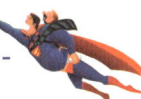

슈퍼맨 아빠의 센스 있는 말 한마디

"내가 청소 도와줄게."
"로봇 청소기 살까?"

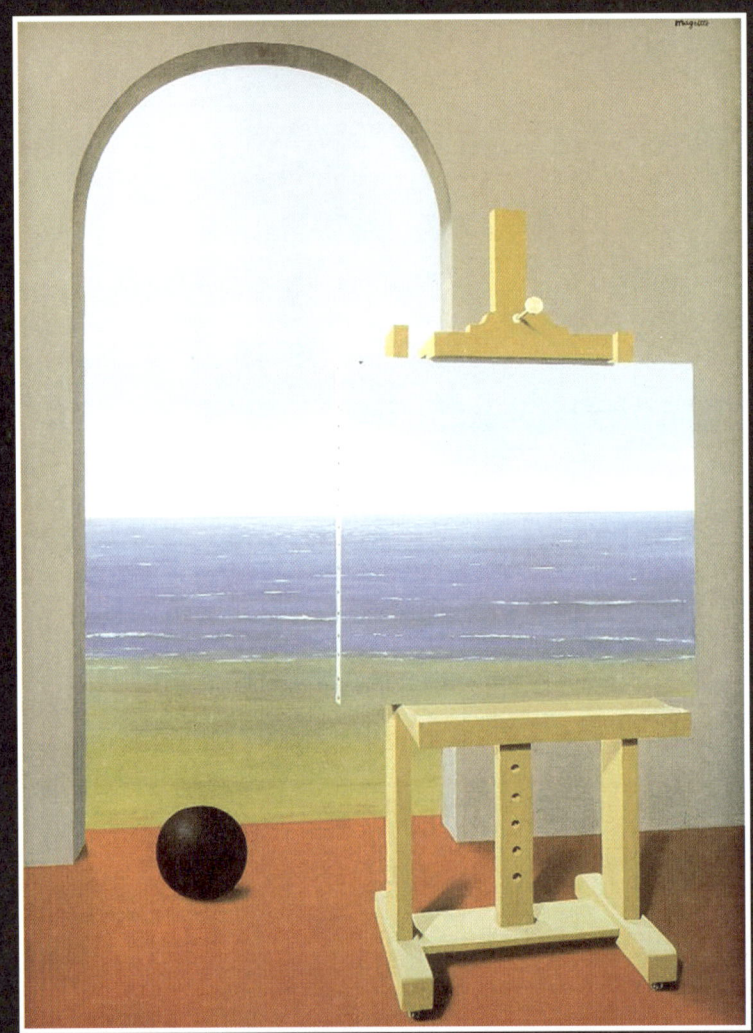

르네 마그리트 〈인간의 조건〉

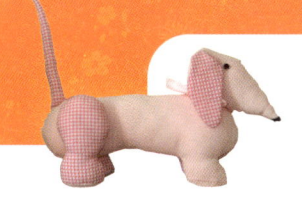

임신 4개월차

• **임신 13주차** | 미국 영화 에어리언처럼 뱃속에서 꿈틀거린다
(경부 투명대 검사)

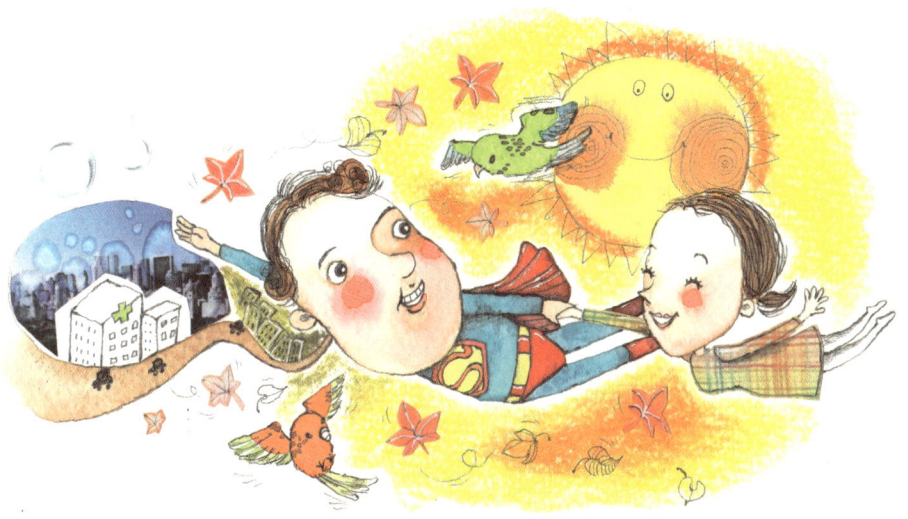

오늘은 경부 투명대 검사를 받으러 병원에 간다. 새로운 검사를 할 때마다 혹시나 좋지 않은 결과가 나올까 걱정스러운 마음에 부부가 병원에 함께 간다. '기쁜 소식은 2배가 되지만, 슬픈 소식은 절반으로 줄일 수 있다'고 믿고 있기 때문이다.

13주차의 검사는 경부 투명대 검사(Nuchal Translucency, NT, 태아 목 뒤 투명도 검사)이다.

경부 투명대 검사는 다운증후군 및 선천성 심장 질환의 선별 검사로 두께가 3mm 미만이 정상이다. 이런 검사를 할 때마다 '만약 나의 아기가 이런 질병에 걸렸다고 하면 어떻게 대처를 해야 하나? 마음가짐을 어떻게 가져야 하나?' 등 여러 생각을 하게 된다. 조심스럽게 검사실로 들어갔다.

아내는 미국 영화 에어리언(Alien)의 우주 화물선 노스트로모호(The Nostromo) 안의 주인공처럼 초음파 기계 옆에 누웠다. 누워 있는 아내는 긴장한 상태로 깊은 호흡 소리가 자주 들렸다. 아내가 누운 상태에서 배꼽 위로 겉옷을 올렸다. 아내는 누운 상태에서 천장의 TV를 주시하며 '아기가 건강해야 하는데'라는 상상했다고 한다.

의사 선생님이 초음파 기계를 아랫배에 살짝 올려놓는 순간, 이상한 소리가 들리면서 무엇인가 움직였다. 영화 에어리언처럼 시커먼 생명체가 꿈틀거리고 있었다. 아기는 에어리언과 비교할 수 없는 생명체이지만, 화면으로 보이는 모습은 나의 아기라는 것이 믿어지지 않았다. 하지만 의사 선생님이 아기의 형태 및 건강상태를 자세하게 이야기해주니 한결 마음이 가벼워졌다.

"우와~(감탄사만 연발한다) 신기하다. 자기야, 팔이 움직여. 마이클 잭슨의 로보트 춤을 추는 것 같아."

아내가 초음파 검사를 하기 전까지는 속이 울렁거리고 미식거리는 입덧만 했을 뿐이지 실제 뱃속에 아기가 요동(擾動)친다는 느낌은 없었다고 했다. 나 또한 잠을 자기 전에 배 마사지를 해주면서 느낀 감촉이나 배 위에 조심스럽게 귀를 대고 듣던 작은 소리만 느꼈기 때문이다.

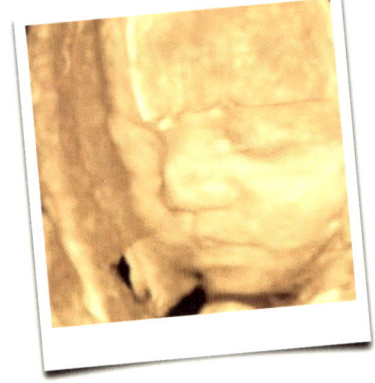

선생님이 초음파 검사를 하면서 사진, 동영

상 그리고 아기의 심장박동 소리까지 녹음을 해주었다. 매번 올 때마다 동영상 CD를 가지고 오면 날짜 별로 업데이트 해주는 것이다. 따로 사진 찍을 필요가 없고, 인터넷 사이트 회원가입만 하면 동영상 CD 없이도 녹화를 해서 사이트에서 찾아볼 수 있다. 정말 좋은 세상이다.

선생님이 아기 목둘레를 사진 찍고, 수치를 쟀다.
"자~ 경부 투명대 검사(Nuchal Translucency, NT)를 해보니 정상입니다."
"경부 투명대 검사가 정확하게 뭐예요?"
"태아의 목에서 보이는 투명한 부분의 두께가 3mm 이상이 되면 다운증후군(Down Syndrome)을 비롯한 염색체의 수적 이상 여부를 가늠할 수 있기 때문입니다. 현재는 1mm 미만으로 정상입니다. 코, 눈, 얼굴의 윤곽, 뼈와 뼈 사이의 각 모두 이상 없습니다."
잘 모르긴 하지만 정상이라고 하니 꾸벅 절을 하면서 고맙다고 했다.
안도의 한숨을 내쉬고는 검사실을 나왔다. 집에 오면서 아내와 곰곰이 생각했다.
"우리도 초음파 기계가 있으면 좋겠다."
"왜?"
"24시간 아기가 어떻게 움직이는지 볼 수 있으니까."
"그것 좋겠다. 휴대용 초음파 기계가 있으면 살 것 같은데……."
집에 돌아와 실제로 찾아보니, 휴대용 무선 초음파 기계가 있었다. 4천~5천만 원의 가격대 제품이 있고, 300만 원짜리도 있지만 300만 원을 투자하기에는 아무래도 무리가 있었다. 우리의 결론은 병원에서 검사할 때만 보자는 의견으로 끝났다.

아무튼 아내의 뱃속에서 무럭무럭 자라는 아기의 모습을 24시간 보고 싶은 건 사실이다. 밥 먹을 때, 잘 때, 기분 좋을 때 우리 아기는 어떤 행동을 할지 궁금했다.

Tip ★ 태아의 건강상태 검사

● 경부 투명대 검사(Nuchal Translucency, NT)

(태아 목뒤 투명도 검사) 다운증후군 및 선천성 심장 질환의 선별 검사로 두께가 3mm 미만이 정상이다.

● 다운증후군(Down Syndrome)

21번 3염색체증이라고도 한다. 정상인은 21번 염색체가 2개로 총 23개이다. 그러나 다운증후군은 21번 염색체가 3개 존재하는 것으로 성장 장애 등을 일으키는 유전 질환이다.

● 세이베베 www.saybebe.com

임신, 육아 사이트, 임신 시기별 정보 및 영상을 관람할 수 있다.

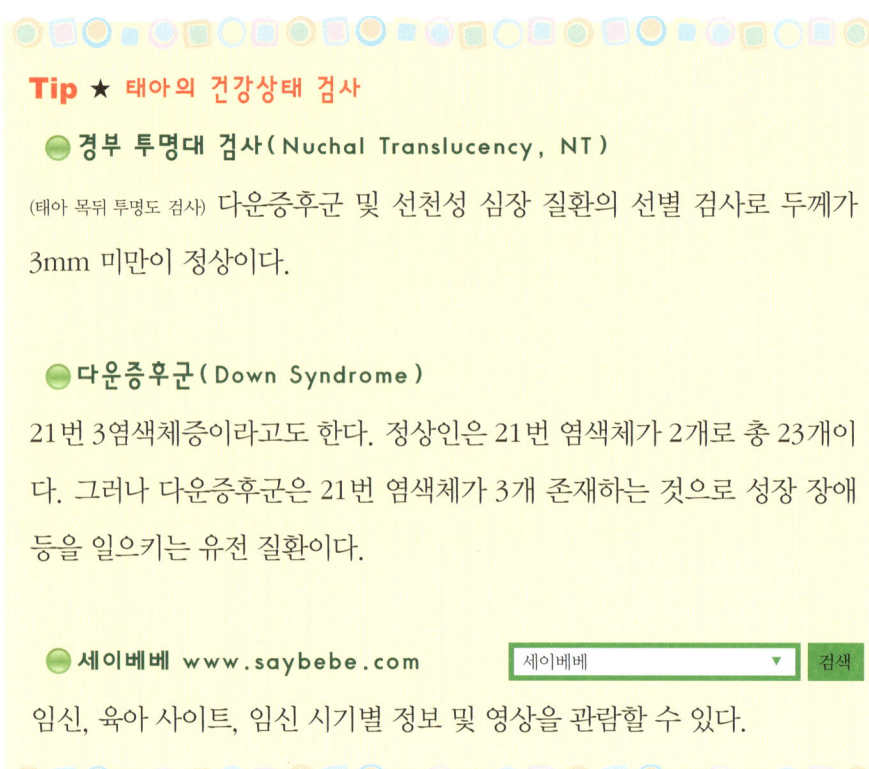

슈퍼맨 아빠의 센스 있는 말 한마디

"정말, 고마워. 아기가 건강하게 잘 크고 있네. 사랑해요, 쪽!"

• **임신 14주차** | 임신 중 우울증이 생긴다(예방과 극복)

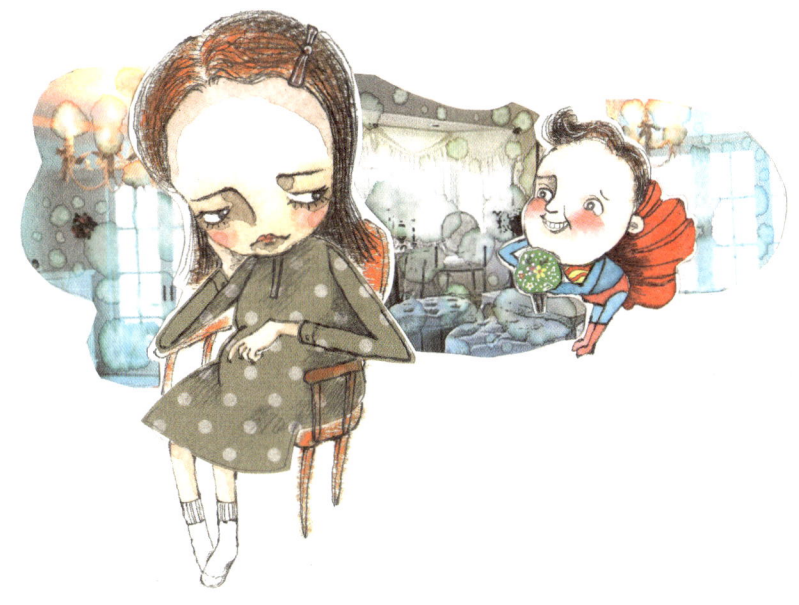

"선생님, 임신 중 우울증이 왜 생기나요?"

"호르몬의 변화, 신체적인 변화, 육아에 대한 부담, 출산 고통에 대한 두려움, 시간이 갈수록 무관심해지는 가족과 남편들로 우울증이 오게 되죠. 여성에게는 임신 자체가 삶의 큰 변화이며, 엄청난 스트레스 요인이라고 생각합니다. 또는 갑작스러운 임신소식을 듣거나 계획 임신이 아닐 경우 심리적인 부담감을 주지요. 두려움, 걱정이 다가오는 시기로 남편과 주위 사람들의 주의가 필요합니다."

"그럼, 우울증 증상은 어떻게 되나요?"

"음식에 대한 집착, 불안정한 심리상태로 신경통, 불면증, 외모 변화로 대인기피증이 일어나죠. 심하면 자해 또는 자살까지 하는 경우도 있습니다."

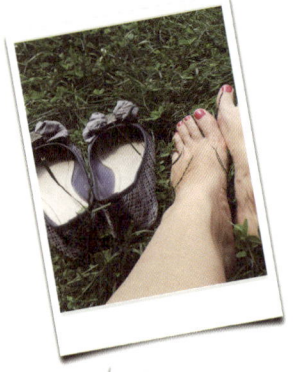

"무섭네요. 임신 중 우울증을 극복하는 방법과 예방을 알려주세요."

"남편과 산책, 아기 인형 만들기, 출산에 대한 공부, 긍정적인 마인드가 필요하며, 남편의 사랑과 애정이 꾸준해야 합니다. 아기는 혼자 낳는 것이 아닙니다. 함께 산책하고, 시장에도 가고, 부부교실도 함께 참여해야 합니다. 특히, 여름에는 장마철이 끝난 무더위에 임산부 우울증이 심각해집니다. 이때 적당한 운동과 영양 섭취로 신체 컨디션을 좋게 만들어야 합니다."

"주의해야겠네요. 어차피 임신 과정은 영원히 지속되지 않으니, 10개월 동안 서로 잘 도와주면 좋겠어요. 회사 일이나 기타 다양한 대화를 많이 해야겠어요."

"맞아요. 좋은 행동이에요. 임산부에게 큰 도움이 됩니다."

"산책이나 분위기 좋은 디저트 카페에서 분위기 전환을 하고 임신 개월 수마다 임산부 사진을 찍고, 함께 기록한다면 더욱 좋겠어요."

"네, 꼭 실천하세요."

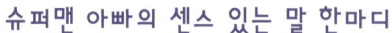

슈퍼맨 아빠의 센스 있는 말 한마디

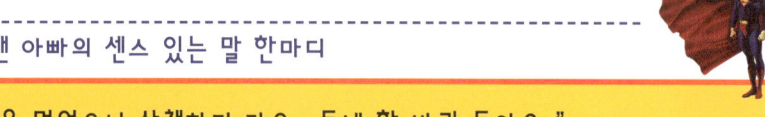

"저녁을 먹었으니 산책하러 가요. 동네 한 바퀴 돌아요."

• 임신 15주차 | 예쁜 임부복, 빅사이즈 임산부 속옷 쇼핑몰

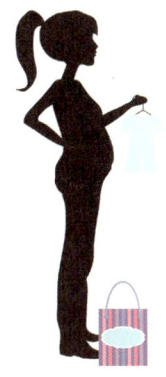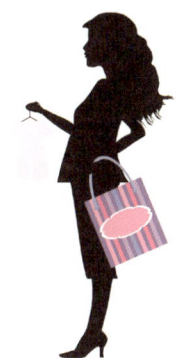

　임신 15주차가 되면 엄마가 편안하게 입고 활동할 수 있으며, 태아를 보호해 주는 옷과 속옷이 필요하다. 특히 뱃속의 아기와 함께 회사 일을 해야만 하는 임산부들은 편안한 속옷이 절실하다. 몸이 피곤해서 눕고 싶다는 마음이 들어도 마음대로 누울 수가 없기 때문이다.

　"자기야! 인터넷쇼핑몰에 예쁜 속옷이 많네. 그런데 사이즈가 너무 큰 것 아냐?"

　"아니야~ 임신 3개월이 지나 13주 이상이 되면, 가슴은 임신 전보다 약 10cm 이상 커지고, 출산 후는 수유를 해야 하기 때문에 조금 더 커진다고 해요. 그래서 브래지어를 구입할 때는 크기가 조절되거나 사이즈가 큰 것을 선택하는 것이 좋아."

　"웃기게 생긴 빅사이즈 속옷을 입어야 하나?"

　"입어야 해요. 태아가 답답하면 힘들어. 꽉 끼는 속옷은 통풍이 안 되고, 임산부 전용 속옷은 허리와 복부를 감싸서 자궁을 보호해 주고, 따뜻하게 해주거든."

"임산부 팬티는 아기 기저귀 같다."

"(하하하) 정말 아기 기저귀 같네."

"임산부 팬티는 몇 장을 살까?"

"7장 정도 사야지. 하루에 한 장씩 갈아입어야 해. 임신을 하면 호르몬 분비가 활발해지기 때문에 대하(帶下; 여성의 질에서 나오는 흰색이나 누런 점액성 물질)가 많아져서 깨끗하게 관리해야 해."

"그래 이걸로 사자."

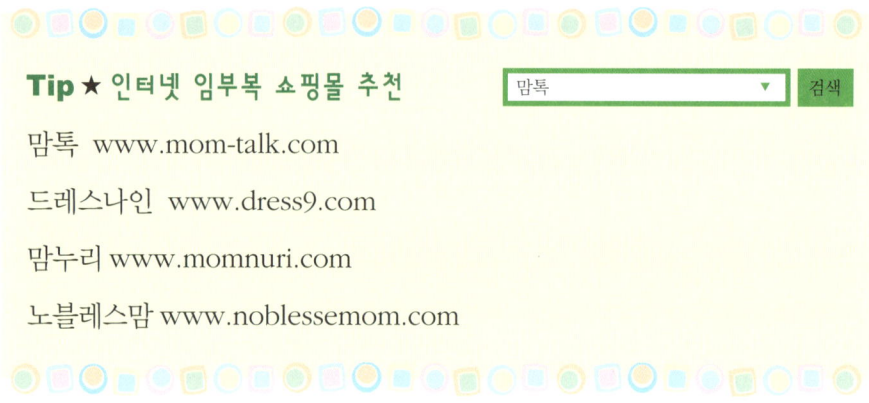

Tip ★ 인터넷 임부복 쇼핑몰 추천

맘톡 www.mom-talk.com

드레스나인 www.dress9.com

맘누리 www.momnuri.com

노블레스맘 www.noblessemom.com

슈퍼맨 아빠의 센스 있는 말 한마디

"여보! 빅사이즈 속옷도 잘 어울리네. 귀엽다.
사진 찍고, 태교 일기에 기록해요."

• 임신 16주차 | 예비 아빠가 튼살 없애는 방법 추천(크림, 오일)

"자기야, 피부가 건조한가? 가뭄 피해처럼 살이 갈라지고 있어."

"배가 점점 불러오고, 살이 찌면서 튼살이 생기기 시작하는 거래."

"그래, 나중에 흉터 생기는 거 아니야? 포털사이트에 검색해 봐야겠다. 음… 임산부 튼살 없애는 방법으로는 크림이나 오일이 있다네. 그걸 매일 발라야 한데."

"나도 이야기 들었어. 근데 괜찮을 것 같아서 안 바르고 있는데……."

"안돼. 내일 내가 사 올게."

직장 동료들에게 튼살 없애는 크림이나 오일을 추천 받았다. 퇴근 후 백화점에 갔다.

"튼살에 바르는 오일 주세요."

"네, 몇 개월 되신 거죠?"

"4개월입니다."

"1개는 양이 적으니 세트로 2개 사시면 좀 더 저렴합니다. 할인 이벤트 중이에요."

"(3초 망설이다가, 어차피 꾸준히 발라야 하니) 세트로 주세요."

비싼 오일이지만, 아내를 위해서 거침없이 살 수밖에 없도록 만드는 판매원에게 설득 당했다.

"자기야, 튼살 없애는 오일 사왔어. 튼살 부분을 중심으로 넓게 발라야 한다고 일러줬어. 잠자기 전에 꼭 바르고 자래."

"고마워요, 지금 발라야겠다."

"내가 등과 배는 발라 줄게, 올라(태명)하고 이야기도 하고 좋아~ 어때?"

"괜찮은데!"

Tip ★ 튼살 크림, 오일 추천

클라란스코리아 www.clarins.co.kr

닥터스킨케어 www.drskincare.co.kr

닥터몰 www.gmdrmall.co.kr

프라젠트라, 씨에이팜 www.plagentra.kr

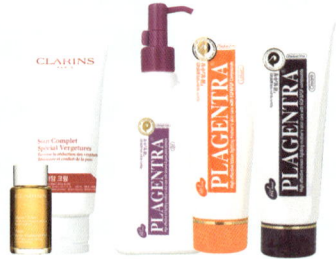

슈퍼맨 아빠의 센스 있는 말 한마디

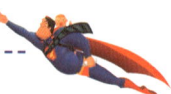

"이리 앉아 봐요.
허벅지, 배, 등은 내가 발라 줄게요."

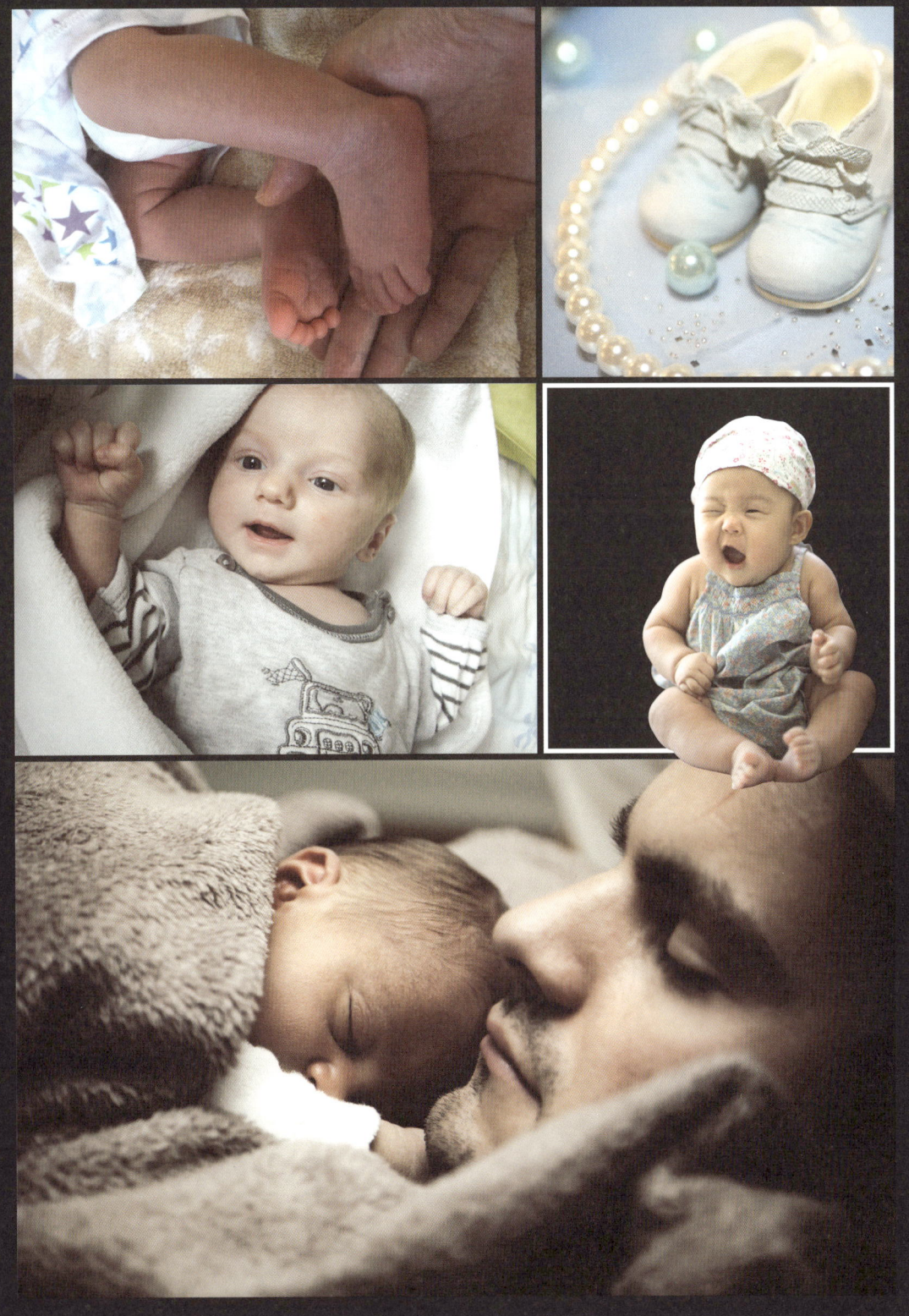

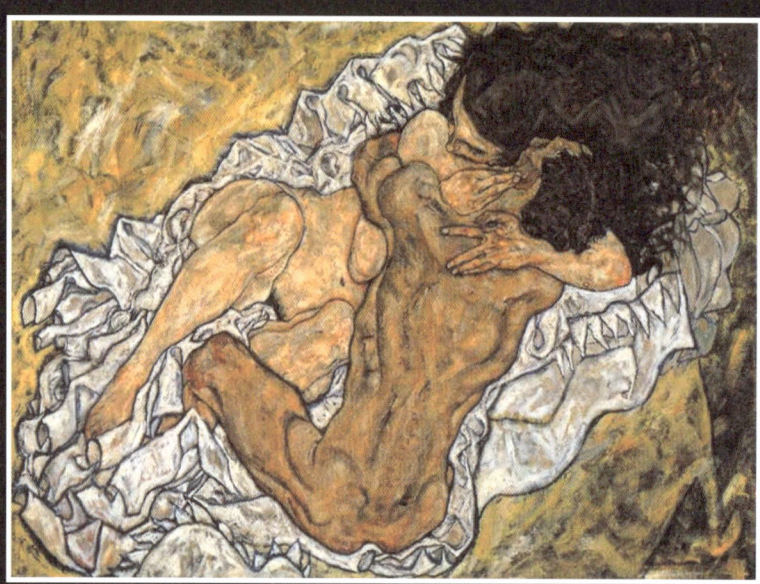
에곤 실레 〈포옹 Embrace〉

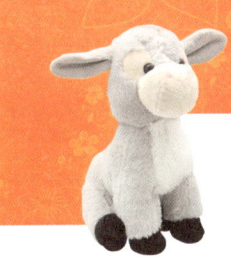

임신 5개월차

• **임신 17주차** | 부부가 함께 임산부 마사지 교실 체험(문화센터)

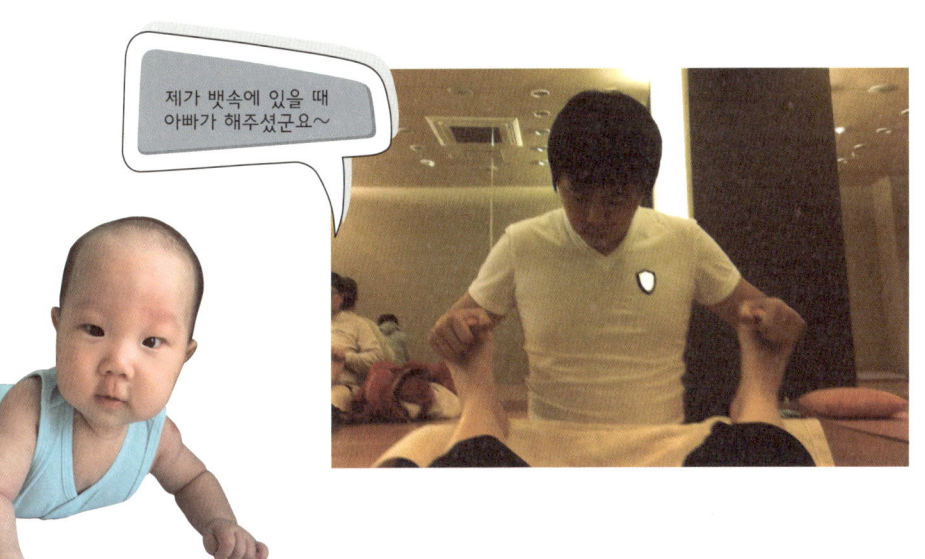

제가 뱃속에 있을 때 아빠가 해주셨군요~

임산부가 참여할 수 있는 문화센터나 교실은 한정되어 있다. 교육을 찾기도 힘들다. 임산부 요가나 스트레칭은 있지만, 부부가 함께 참여하는 교육은 그리 많지 않다.

"자기야, 드디어 찾았어. 이 산부인과에는 부부 마사지 교실이 있네. 함께 가자."

"오빠가 좋다면 나도 좋지."

"전화예약 완료! 편안한 복장과 마른 수건을 준비해 오면 된다네."

교육장에 가니 이미 세 커플이나 와 있었다. 선생님의 지시를 따르면 된다.

"손에 오일을 바르고, 임산부의 엄지와 집게 손가락 사이, 손가락과 손가락 사이를 살짝 눌러주세요. 임산부 다리에 오일을 발라주세요."

미끈한 오일이 야릇한 느낌을 불러일으킨다. 처음에는 부끄러웠지만, 우리 아기와 아내를 위해서 열심히 참여했다.

태아, 엄마, 아빠가 모두 교감할 수 있는 부부 마사지 교실에 적극 참여하자. 건강한 출산을 위해 꼭 부부가 함께하는 게 무엇보다 중요하다.

부부 마사지는 교육 시간보다 집에서 자기 전에 다리, 어깨, 허리 등을 마사지해 주면 더 좋다. 임산부는 간지러워서 싫다고 해도 태아는 아빠의 손길을 기다리고 있다.

Tip 임신 태교 문화센터 참여하기

백화점, 대형 할인마트, 문화센터나 산부인과에 문의하고 예약하면 된다.

슈퍼맨 아빠의 센스 있는 말 한마디

"산부인과 문화센터에 태교를 위한 부부 마사지가 있어요. 같이 가요."

• 임신 18주차 | D라인의 아름다운 임신 증상 수다(잦은 소변, 건망증)

Q1 소변 때문에 화장실을 자주 가요?

임신 2개월~3개월 차에는 밤에 하루 4번 이상 화장실에 가기 때문에 잠을 푹 잘 수가 없다.

Q2 오징어, 쭈꾸미는 속이 울렁거려서 못 먹어요?

보기만 해도 울렁거리는 음식이 있다. 사람마다 차이가 있지만 아무리 몸에 좋은 음식이라도 임산부가 원하지 않으면 안 먹는 것이 낫다. 엄마가 웃으면서 먹어야 아기도 웃으면서 영양분을 섭취할 수 있기 때문이다.

Q3 임산부가 깜박깜박하는 건망증 현상이 온다고요?

임신 전보다 깜박깜박하는 현상이 많아진다. 요리를 할 때 가스 불을 끄지 않는 현상, 컴퓨터 키워드를 칠 때, 핸드폰이나 지갑을 어디에 두었는지 깜박깜박할 때가 많아진다.

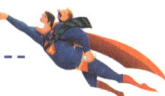

슈퍼맨 아빠의 센스 있는 말 한마디

> "몸이 불편하거나 속이 울렁거리면 바로 이야기해요.
> 참지 마세요."

• **임신 19주차** | 엄마가 즐거우면 태아도 즐겁다

(별에서 온 그대, N서울 남산타워, 하얏트 호텔 JJ 클럽)

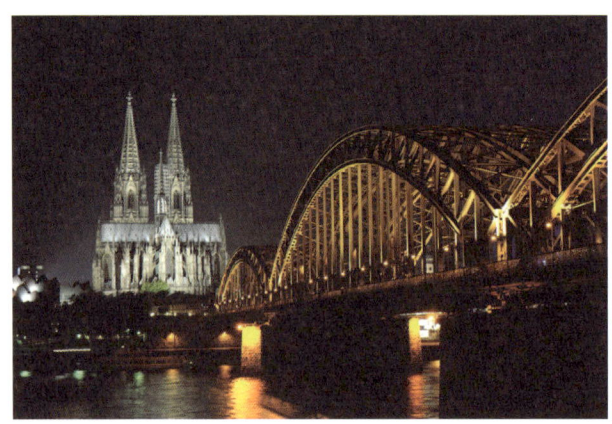

배가 부른 아내의 생일날 이색 데이트 코스를 만들었다. N서울타워의 스카이 라운지에는 회전식(360도) 레스토랑이 있다. 크리스마스와 휴일은 비싸기 때문에 평일 저녁에 가면 아주 좋다. 식사를 하면 전망대까지 무료로 볼 수 있기 때문에 데이트 코스로도 손색이 없다.

"자기야, 남산타워 오랜만에 온다."

"연애할 때 오고, 오랜만이네. 한번 식사하고 싶었는데 고마워요."

"식사하고 남산 야경 보러 가자. 그런데 주위 손님들이 자기를 계속 쳐다보네."

"그렇죠? 배부른 사람은 잘 안 오죠. 연예할 때 오지, 임산부가 이런 곳에 온다는 건 쉽지 않지! 우리 오빠, 짱!"

"그런 것 같아. 대부분 커플이나 외국인이 많아. 나중에 남산 열쇠 탑에 열

쇠고리 걸고 가자."

"OK."

2번째 코스는 선배의 초대로 남산타워 근처 하얏트 호텔의 JJ마호니스 클럽을 방문했다. 아내가 배가 부른 임부여서 주변 사람들이 많이 쳐다봤다. 외국인 관광객 중에도 배부른 손님이 있었다. 그래서 우리는 담배 연기가 없는 별도 테이블로 가서 과일과 음료수를 먹고 바로 나왔다.

잠깐의 방문이지만, 다른 장소에서 주는 새로운 느낌은 임산부 우울증과 답답함을 없애줄 수 있기 때문에 좋은 것 같다. 힘들지 않고, 기분 전환을 할 수 있는 곳을 찾아서 구경하고 온다면, 아내가 즐거워진다. 아내가 즐거우면, 뱃속의 태아도 즐겁다.

Tip ★ 가볍게 산책할 수 있는 분위기 전환 장소 추천

N서울타워 www.nseoultower.com
그랜드 하얏트호텔 서울 seoul.grand.hyatt.kr

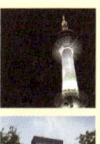
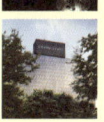

슈퍼맨 아빠의 센스 있는 말 한마디

"자기 생일이라 '별에서 온 그대'의 프로포즈 장소,
N서울 남산타워 레스토랑 예약했어요. 출발!"

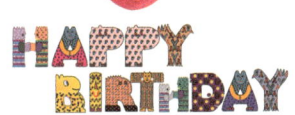

• 임신 20주차 | 진료와 출산할 산부인과 병원 선택 방법

산부인과 선택은 정말 중요하다.

첫째, 병원, 집, 직장의 삼각지점 내에서 가까운 산부인과를 선택한다.

매달 아내가 남편과 함께 검진 받으러 가기에 편한 산부인과를 선택한다. 임신부터 출산할 때까지는 약 15회 정도 방문하게 된다. 배부른 임산부가 무리 없이 혼자 갈 수 있는 거리가 좋고, 야밤에 진통으로 병원을 찾는 일도 있어서 가까운 병원이 좋다.

둘째, 분만이 가능한 산부인과를 찾아라.

분만이 가능한 산부인과와 여성 소음순 수술 진료만 하는 산부인과로 나눠져 있다. 인터넷과 주변 사람들을 통해서 분만 중심인 산부인과를 찾자.

셋째, 임신검사부터 출산까지 비용을 따져봐야 한다.

종합 대학병원 〉 산부인과 전문병원 〉 개인 산부인과 순으로 가격과 시설이 큰 차이가 난다.

종합 대학병원은 대기 시간이 길며, 비용도 가장 비싸다. 그러나 24시간 진료가 가능하며, 임신 중 합병증에 대해 진료가 가능한 장점이 있다.

산부인과 전문병원은 내과, 소아과, 외과, 비뇨기과 등의 전문 의료진을 갖추고 있다. 또한 문화센터 및 임산부 교육이 다양해서 임산부끼리 친해질 수 있는 기회가 많은 장점이 있다.

개인 산부인과는 집 근처에 있어서 진료 받기 편하고, 출산비용도 저렴하다. 단점은 산부인과 이외의 질병은 다른 병원을 찾아야 하는 불편함이 있다.

넷째, 산후조리원 사용 여부도 확인하라.

집에서 산후도우미를 활용할 것인지, 2주간 병원과 연계된 산후조리원에서 생활할지는 결정해야 한다. 보통 2주간 약 100~1,000만 이상(VVIP)까지 지불한다고 한다. 산후조리원은 한국에만 있는 문화이며, 꼭 가지 않아도 된다. 친정엄마가 도와준다면 집에서 산후도우미를 부르는 것이 더 저렴하고, 편리하다.

다섯째, 문화센터와 교육이 있는지 체크하라.

임신 중에 우울증이 올 수 있기 때문에 십자수, 인형 만들기, 요가, 스트레칭 등 다양한 문화센터가 있는 산부인과가 좋다. 이런 문화활동은 무료이거나 1~3만 원대로 비교적 저렴하다.

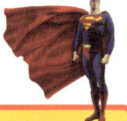

슈퍼맨 아빠의 센스 있는 말 한마디

"집 근처에 있는 산부인과를 찾았는데 함께 가요."

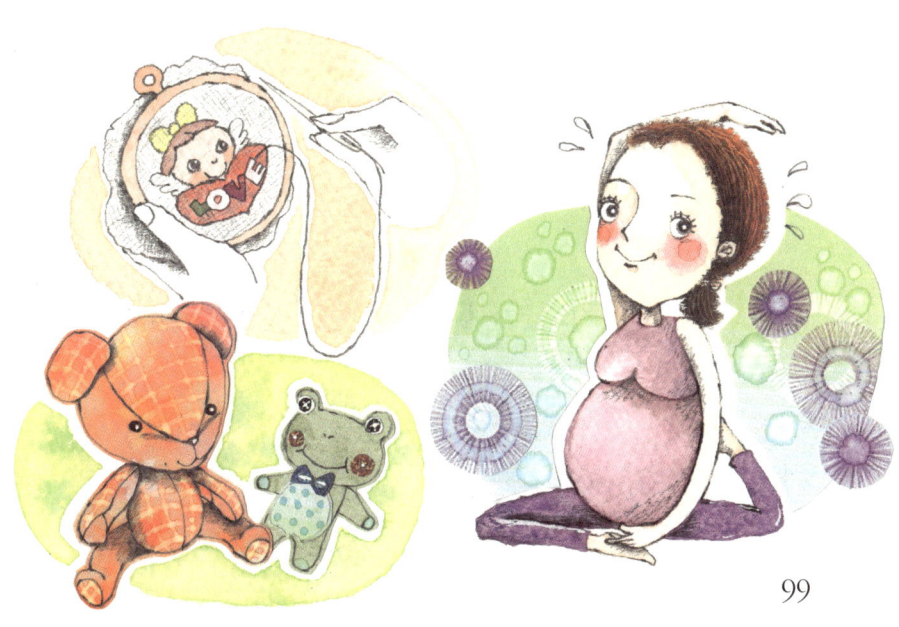

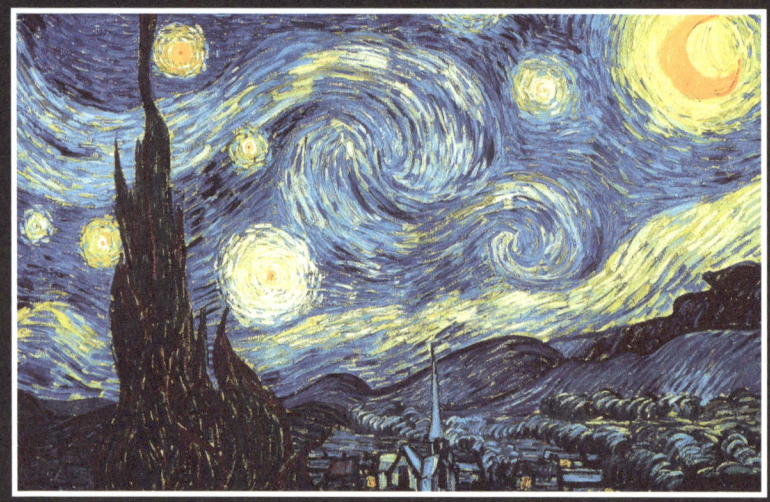
빈센트 반 고흐 〈별이 빛나는 밤〉

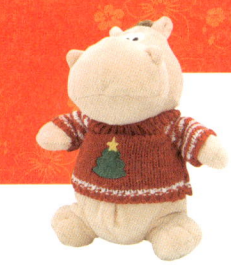

임신 6개월차

• **임신 21주차** | 오감발달, 태교수업 놀이학교(요리, 음악, 미술, 운동, 향기)

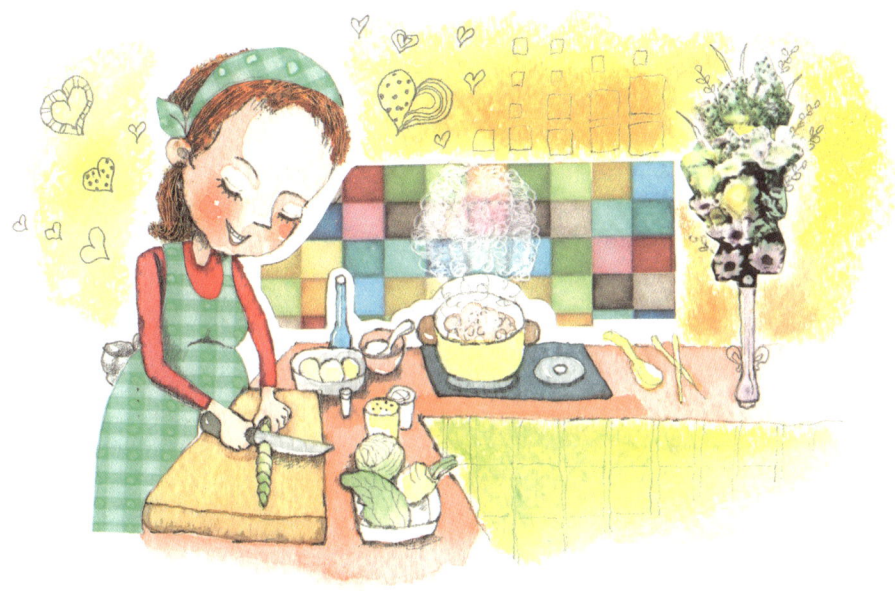

임신태교로 Brain Based Learning(뇌를 기반으로 하는 교육)이 중요하다. 인간을 만물의 영장이라고 이야기하듯 대뇌피질이 얼마나 어떻게 잘 발달해 주는가로 머리가 좋고, 나쁨에 영향을 준다. 대뇌피질은 전두엽(사고, 언어), 두정엽(신체 움직임, 공간적 인식기능), 측두엽(언어능력, 청각), 후두엽(시각적인 정보)을 말한다. 뇌 발달의 원칙으로는 배우면 배울수록 발달하는 5가지 태교수업 놀이를 알아보자.

요리(Cook)

나는 Chef(요리사)다. 레시피를 하나씩 설명해 주면서 요리를 한다. 엄마가 손으로 뭔가를 만들어 낼 때 좋은 학습효과를 준다. 이때 조용히 만드는 것이 아니다. 요리사 선생님처럼 TV 촬영을 하고 있다는 생각으로 태아에게 이야기해 주듯 설명하면서 만들어야 한다. 예를 들면, "올라야~ 오늘의 메뉴는 사골 떡만두국이야. 떡만두국은 국물이 생명이거든. 사골 끓이는 방법은 만드는 사람의 사랑이 들어가야 한단다. 이유는 시간이 오래 걸리거든."

음악(Music)

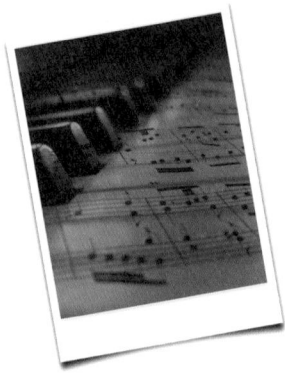

클래식은 태교에 정말 좋다. 모차르트의 세레나데, 비발디의 사계, 베토벤의 피아노 소나타, 차이코프스키의 발레음악 등 많이 들려주면 좋다. 그러나 클래식만 듣고 있으면 잠이 온다. 엄마는 재미도 없고, 기분이 좋지 않다. 의학적으로 보면, 엄마가 좋아하는 것, 좋아하는 음악이 태아에게 가장 영향을 크게 미친다고 한다. 꼭 클래식을 찾아서 듣는 것보다 엄마가 좋아하는 것을 함께 들려줘라.

다문화 가정의 젊은 예비 임산부들의 모임으로 D-line 임산부 클럽데이 행사도 좋을 듯 하다. 태교음악과 춤을 함께하는 이벤트식 홍대클럽 행사가 17시~20시까지 있다. 같이 참여하면 어떨까? 힙합, R&B, 아카펠라를 들려주면서 함께 춤을 추면 운동의 효과까지 얻을 수 있다. 단, 환기를 시키고, 담배와 술을 금지한 상태에서 분위기만 느껴보는 것은 어떨까 생각해 봤다. 클럽문화에 익숙한 20대 여성들이 결혼 후 아기를 가지면, 우울증과 스트레스를 풀 수 있는 공간을 마련하는 것도 사회적으로 중요하기 때문이다.

미술(Art)

미술관에서 그림을 보는 것도 좋지만, 손으로 직접 그리거나 의미 있는 작품을 만든다면 효과 만점이다. 일일 도자기체험으로 본인의 컵과 접시를 만들어 보자. 창의적인 놀이 중에서 손으로 흙을 사용하여 도자기를 만드는 것도 좋다.

운동(Exercise)

하루 30분씩 걷기를 혼자 하면 지루할 수 있다. 런닝머신으로 꾸준히 계획을 세워서 할 수도 있지만, 남편이 퇴근한 후 30분 정도 동네 한 바퀴를 산책하면서 이야기를 나누면 너무 좋다. 꾸준히 하려면 힘들 수 있으니 주말을 이용해서 하고 임산부 요가를 활용해 보자.

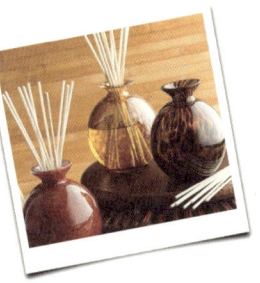

향기(Aroma)

천연 아로마 향기로 심신을 안정화 시키고, 스트레스를 풀어주며, 호흡조절을 해준다. 불면증이나 우울증을 치료하기도 한다. 비누나 아로마향을 만드는 체험을 해보자.

Tip ★ 홍대나 압구정에서 'D-line의 클럽데이' DJ와 함께하는 파티 모임을 만들면 어떨까?

젊은 엄마들이 선호했던 클럽에서 엄마들이 좋아하는 음악에 맞춰서 춤추고, 건강음식을 먹는 행사이다.

기업 행사의 스폰(공기청정기, 임산부 크림, 유모차, 의류, 사진 스튜디오 등등)을 받아서 임산부 관련 상품을 전달하고, 홍보하면서 게임을 하는 자리를 만들고 싶다. 임산부의 우울증을 날려 보낼 수 있으며, 아빠와 태아가 함께 좋은 추억을 만들 수 있다.(단, 술과 담배는 금지, 환기 필수)

임산부와 예비아빠를 위한 다양한 행사와 이벤트 참여하기

Facebook.com/koreasuperpapa, 카카오스토리채널 친구찾기에서 superpapa

KT&G 상상마당(홍대)

디자인 전문 숍, 갤러리, 아카데미, 카페, 공연장 등 다양한 체험을 할 수 있다.

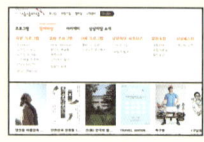 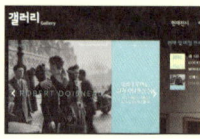 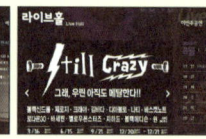 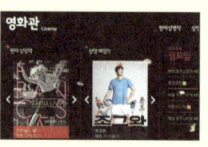

슈퍼맨 아빠의 센스 있는 말 한마디

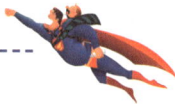

"자기야, 다문화 가정 부부 노래자랑대회 나가자!
우리 아기에게 듀엣송 많이 들려주면 좋을 것 같아.
참가상이 10만 원이래요. 한번 해보자."
노래방에서 RA.D의 Couple Song을 부르면서 좋은 추억을 남겼다.
이 대회 덕분에 아내랑 노래방에서 재미있게 연습했다.
대회에서는 참가상으로 끝났지만, 즐거운 추억이 되었다.
아직도 노래자랑 장소를 지날 때마다 그때 이야기를 한다.

• 임신 22주차 | 엄마보다 아빠와의 스토리텔링 기법, 태담(대화)

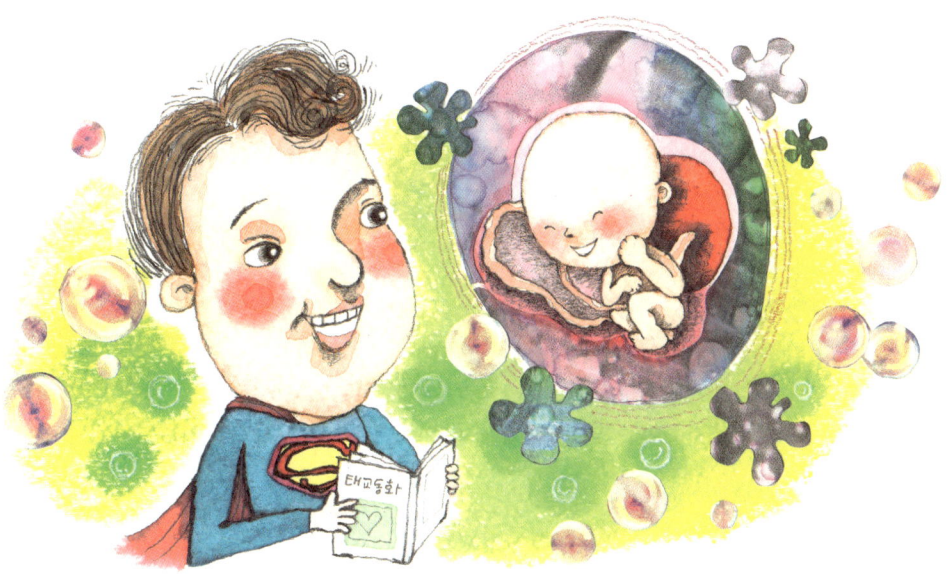

Story + Telling = Storytelling

스토리텔링은 '이야기하다' 라는 의미로 상대방에게 알리고자 하는 바를 생생한 이야기로 재미있게 전달하는 행위를 말한다. 어떤 것이 잘 짜인 스토리일까? 어떻게 태아와 많은 이야기를 하고, 공감할 수 있을까? 이에 대한 답으로 프랭크 다니엘(Frank Daniel)은 이렇게 이야기했다.

"흥미로운 사람들에 대한 흥미로운 이야기를 흥미로운 형식으로 말하면 된다."

'재미있는 이야기를 찾아서 꼭 10분씩 매일 읽어줘야지'로 시작하면 아빠가 스트레스를 받을 수 있다. 이야기 소재를 생각하는 것보다 대화의 시간을 만들어야 한다. 이야기 소재는 회사 업무, 동료와의 일, 인터넷 이슈, 취미 등 아내와 이야기하는 것만으로도 태아와의 이야기는 시작되는 것이다.

태아와의 대화는 빠르면 빠를수록 좋다. 부부가 침대에 누워서 하루 일과를 주고받으면서 자연스럽게 태아가 들을 수 있도록 하자. 이야기를 할 때는 태명을 불러주고, 3명이 함께 이야기한다고 생각하며 대화를 시작하자. 잠자기 전에 들려주는 아빠의 목소리가 태아를 즐겁게 해준다.

예를 들면, 누운 상태에서 서로 이야기한다.

> 올라야~ 책 읽자!
> 고양이와 낙타가 살았습니다. 고양이는 허리가 아파서 운동을 열심히 했습니다. 낙타도 허리가 아파서 운동을 열심히 했습니다. 그 둘은 더 이상 허리가 아프지 않게 되었습니다. 그런데 허리 아픈 엄마는 왜 운동을 안 하지?
> 올라야! 너는 태어나면 운동 꾸준히 해야 한다.

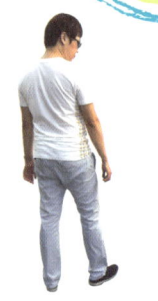

이러한 방식으로 오늘 있었던 일을 아내와 나눠 보자.

이야기 마지막은 질문으로 끝낸다.

> 재미있었니? 아빠도 올라와 이야기해서 재미있었어.
> 오야스미, 잘 자요.

슈퍼맨 아빠의 센스 있는 말 한마디

> "올라야! (잠자기 전 누워서 이야기 한다)
> 오늘 회사에서 베스트 강사상을 받았어. 1년 동안 강의한 내용의 만족도가 높은 사람에게 주는 상이야. 그래서 꽃다발과 명패도 받았지.
> 강의 주제는 '설득의 기술, 프레젠테이션 작성 방법, 외근 준비 등등'
> 우리 내일 맛있는 거 먹으러 가자. 올라! 잘 자요 (배를 부드럽게 문질러 주면서)."
> 이렇게 잠자기 전 아내와 회사 이야기나 떠오르는 생각을 이야기해 보자.

• 임신 23주차 | 아내를 감동시키는 좋은 남편 '3C선물' 프로젝트
(발렌타인데이, 화이트데이)

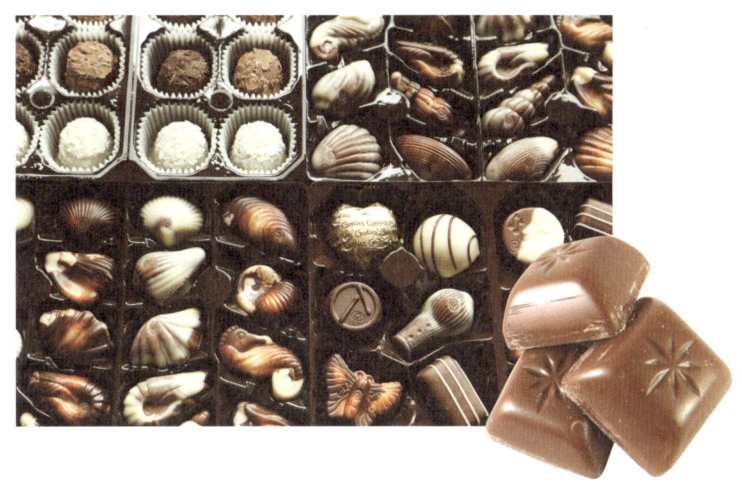

　발렌타인데이, 화이트데이, 빼빼로데이 등은 모두 상업적으로 처음 시작됐다. 기념일은 아니지만 이런 행사에 참여를 안 한다면, 센스가 없는 남편으로 전락하게 된다. 보통 아내를 안 챙겨주면, 다양한 말들이 나올 수 있다.

　그래서 나는 기본적인 행사나 기념일 때 이렇게 한다. 화이트데이에는 사탕보다 치즈케익과 와인을 사서 아내에게 선물한다. 기념일은 당연하지만, 기념일이 아닌데 장미 한 송이나 꽃다발을 선물하면 무척 좋아한다. 좋은 향기는 태아에게도 좋다. 주말에는 가끔 여성들이 환상을 가지고 있는 분위기 좋은 브런치 카페를 간다. 전망 좋은 곳에서 먹는 브런치와 커피는 여자의 로망 중 하나이기 때문이다. 천장이 높은 곳이 심신의 안정을 찾는데 도움이 된단다. 아기를 키워보니 출산하기 전에 둘만의 시간을 마음껏 즐기는 게 필요하다는 생각이 간절하다.

3C선물 공략

Cafe _ Brunch Cafe

Cake _ Cheese Cake

Chocolate _ GuyLian Chocolate

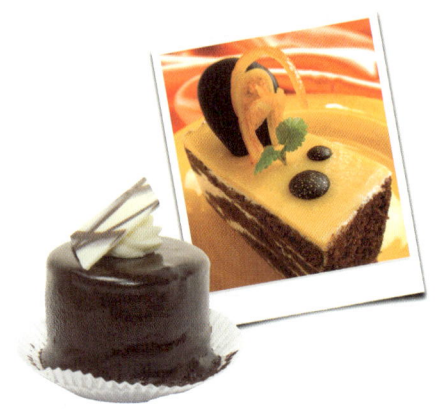

Tip ★ 카페 거리

삼청동 카페 거리, 신사동 가로수길 카페 거리, 분당 정자동 카페 거리, 죽전 카페 거리, 동/서 판교 카페 거리, 홍대 카페 거리

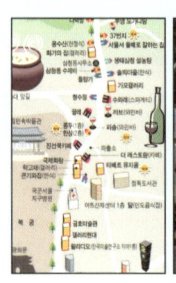 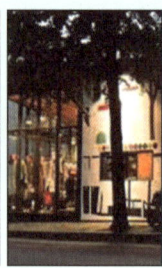 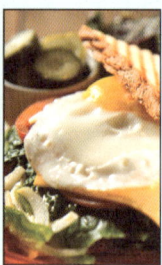 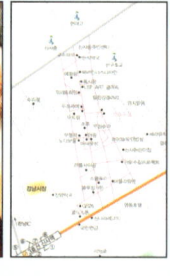 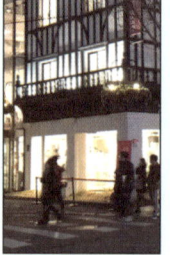

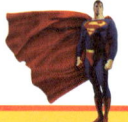

슈퍼맨 아빠의 센스 있는 말 한마디

"토요일 아침에 브런치와 치즈 케이크 먹으러 가요."

• **임신 24주차** | 영화, 드라마로 우울증을 날려버려라(개그 프로그램 보기)

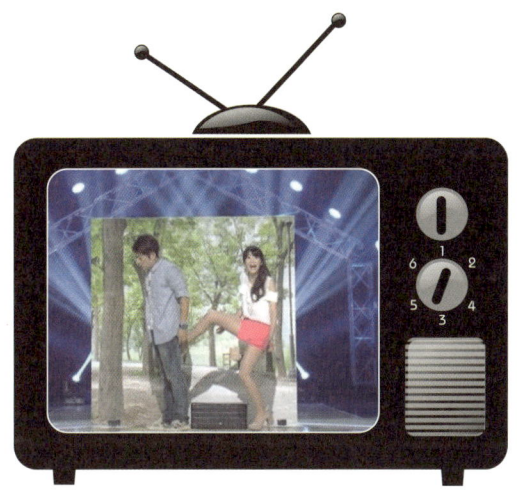

행복해서 웃는 게 아니라, 웃어서 행복하다.

억지로라도 웃는 거다. 그럼 엔도르핀이 상승하여 면역성까지 증가한다. 웃다 보면, 점점 즐거움을 느낄 수 있다.

아내가 좋아하는 드라마를 함께 보고, 대화를 나누자. 내가 보지 못한 부분은 스토리를 물어보자.

"오늘 신사의 품격 어떻게 됐어? 장동건이 김하늘에게 고백했어?"

"별에서 온 그대는 프로포즈 했어? 자기 별로 가는 거야?"

질문을 던져서 아내가 재미있게 말할 수 있도록 분위기를 만들어 주자. 남편은 적게 이야기하고, 즐겁게 많이 이야기하는 아내를 지켜보는 것도 태아에게 좋다.

아기가 태어나면, 3~4년 동안은 영화관에 갈 수가 없다. 출산하기 전에 영화관은 꼭 가자. 영화는 둘만의 시간으로 커플석을 예매해서 관람해 보자. 두

다리 쭉 펴고, 배에 무리가 가지 않도록 편안하게 볼 수 있다. 일반석과는 다른 새로운 분위기를 연출할 수 있다. 매번 커플석 관람은 힘들지만, 임신 기간 중에는 한번 시도해 보자. 아내에게는 멋진 남편으로 기억될 것이다. 잠시나마 출산의 두려움도 잊을 수 있다.

아내가 즐거워야 남편이 즐거워진다는 것을 명심하라.

"억지로라도 웃자. 웃으면 복이 온다."

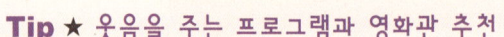

Tip ★ 웃음을 주는 프로그램과 영화관 추천

개그콘서트, 코미디 빅리그, 영화 CGV SweetBox 커플석

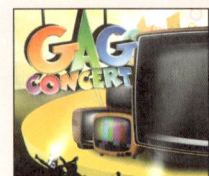 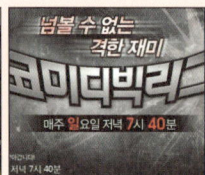 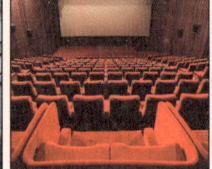 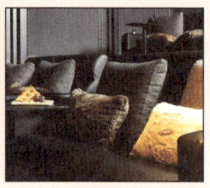

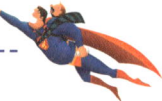

슈퍼맨 아빠의 센스 있는 말 한마디

"목요일 저녁, VIP 커플석으로 영화 예약했어요."

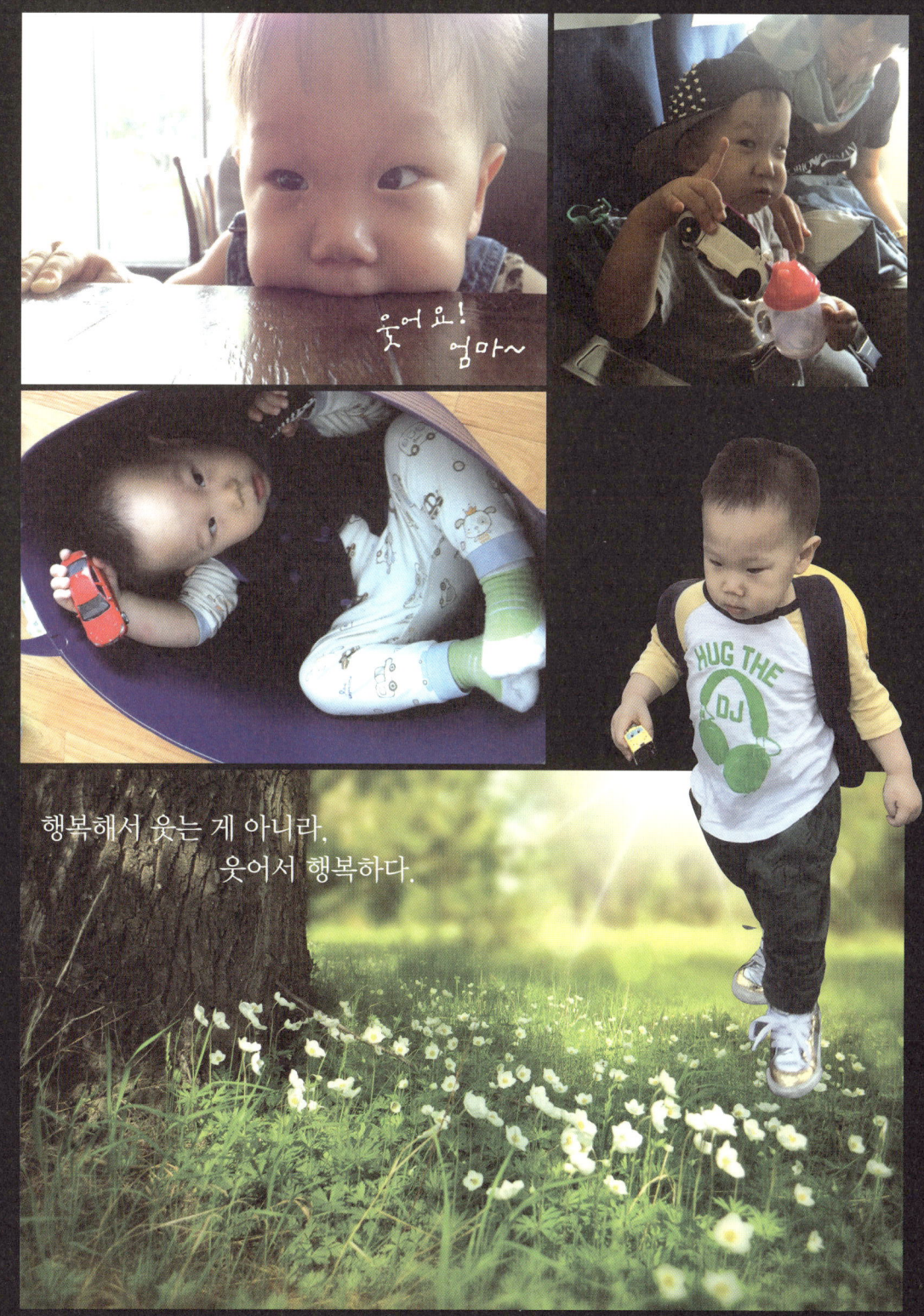

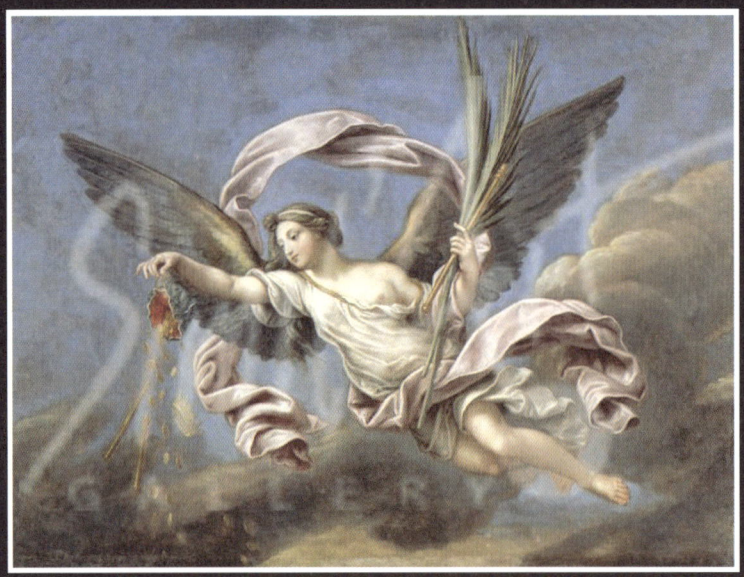

피에르 미냐르 〈행운의 여신(풍요와 관용)〉

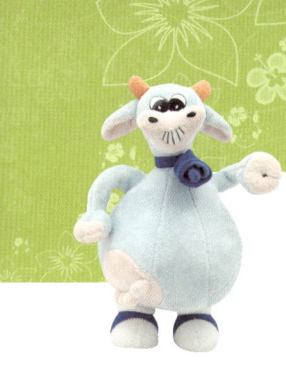

임신 7개월차

• **임신 25주차** | 친정엄마와 1박 2일 태교여행지 추천(MD trip)

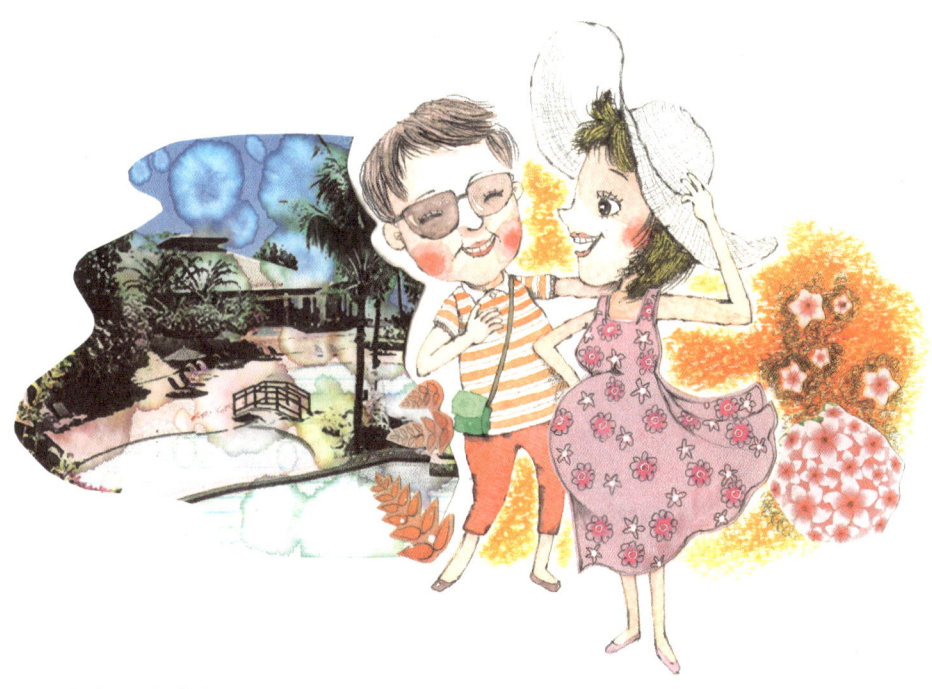

괴테는 말했다.
"여행의 목적은 도달하는 데 있지 않고, 떠나는 데 있다."
태교여행지로 부부가 함께라면 어디든지 좋다. 단, 둘이 생활할 수 있는 지금을 즐겨야 한다.
"선생님, 임신 7개월차인데 해외여행 가도 될까요?"

"네, 문제 없습니다. 단, 임산부가 4시간 이상 한 자세로 오래 가는 곳은 피해야 합니다. 태교여행은 안정기인 7~8개월 차에 가는 편이 좋아요. 임신 초와 말은 위험하니 피해야 합니다."

태교여행으로 추천해 주고 싶은 것은 친정엄마와 하는 'MD trip'을 계획해 보자. MD trip(Mother + Daughter + Trip)이란 모녀가 함께 태교여행을 가는 것을 말한다. 친정엄마에게 그동안의 미안했던 마음을 드러내고, 서로를 이해하는 시간이 될 수 있다. 당일치기보다는 1박 2일로 다녀오면 좋을 것이다. 남편이 준비해 준다면 감동은 배가 된다는 사실을 꼭 명심하는 것도 좋다.

또는 멋진 야경이 있는 홍콩에 가서 많은 것을 보고, 느끼고 오는 것도 좋다. 해외여행이나 국내여행도 상관없다. 모녀가 새로운 장소를 찾아서 1박 2일로 떠나보자.

엄마는 늘 말했다.
네 눈에서 눈물이 나면 엄마 눈에는 피눈물이 나고
네 속이 상하면 엄마 속은 썩어 문드러진다고
그런 게 엄마와 딸이라고…

-영화 친정엄마 중에서

누군가 이야기했다.

"부모님 모시기를 아이 기르듯 하라."

아기를 키우면서 부모의 마음과 심정을 조금씩 이해하기 시작했다.

Tip ★ 친정엄마와 태교여행 떠나기

영화 '친정엄마'를 집에서 친정엄마와 감상하고, 함께 울어보기

명품 여행 'MD trip' 함께 떠나기

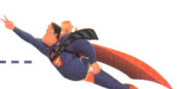

슈퍼맨 아빠의 센스 있는 말 한마디

"자기야, 카드 줄 테니,
장모님이랑 여행 다녀와요~
아니면, 사우나 갔다가 맛있는 거 먹고 와요. 둘이 다녀와요."

• 임신 26주차 | 입덧 다이어트, 3kg 빠졌어요?

Q1 입덧 다이어트, 3kg 빠졌어요.

입덧 때문에 하루 세 끼를 맛있게 먹지 못하고 있다면 먹을 수 있는 음식으로 꾸준히 챙겨줘야 한다. 아내는 임신 전 족발과 삼겹살을 좋아했지만, 냄새 때문에 보기도 싫어했다. 돼지고기보다 쇠고기 샤브샤브는 느끼하지 않고, 냄새가 덜하기 때문에 먹을 수 있었다.

하루 세 끼를 먹는데 3kg가 빠졌다. 임신 초기에는 입덧으로 살이 빠지는 경향이 많다. 그러나 입덧이 끝나면 하루 세 끼와 야식까지 챙겨 먹는 수가 있어서 갑자기 살이 찌는 현상이 많다고 한다. 음식 양과 식사 시간을 조절해서 너무 살찌지 않도록 하자.

Q2 어릴 때 자주 먹었던 음식이 먹고 싶어요.

아내가 어릴 때 일본에서 주로 먹은 음식이 바로 초밥, 사시미, 낫또이다. 그러나 날 것은 아기에게 위험할 수 있다. 최대한 익혀서 먹어야 한다. 낫또는 일본식 청국장으로 밥과 비벼서 먹으면 발효식품으로 최고의 임산부 건강식품이다.

슈퍼맨 아빠의 센스 있는 말 한마디

"뭐~ 먹고 싶은 거 있나요? 지금 사올 게요."

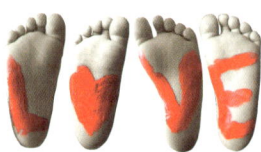

• **임신 27주차** | 산부인과는 남편과 함께 가세요(케겔운동)

임신을 하면 임산부와 태아의 안전을 위한 검사를 주기적으로 한다. 그때마다 임산부는 걱정을 많이 하게 된다.

"태아가 이상이 있는 건 아닐까? 내 몸에 이상이 있는 건 아닐까?"

임산부는 이런 걱정과 고민에 항상 노출되어 있다. 이를 해결해 줄 수 있는 것은 옆에 누군가 있어 주는 것이다. 그 누군가가 남편이면 가장 좋다.

그래서 회사, 집, 병원이 삼각형 구도 안에 있는 가까운 병원을 선택하라는 것이다. 남편들이여, 귀찮다고 생각하지 말고, 매번 병원을 갈 때마다, 태어날 아기를 볼 수 있다는 기쁨으로 아내와 함께 동행하길 바란다.

"태아의 심장소리가 들리는가?
매번 들을 때마다
나의 심장 소리와 같은 것을 느끼게 된다."

Tip ★ 케겔운동 [케겔 운동 ▼] [검색]

질 주위 근육을 강화하는 운동이다. 조였다 펴기를 반복하는 골반근육 운동으로 자연 분만이 쉽도록 도와주며, 요실금에 도움이 되기도 한다.

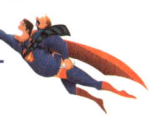

슈퍼맨 아빠의 센스 있는 말 한마디

"다음 검진 일이 언제야? 미리 시간 빼놓게. 같이 병원 가야죠."

• **임신 28주차** | 아빠의 저녁 회식, 술 약속을 피하는 방법?(다문화 해장 방법)

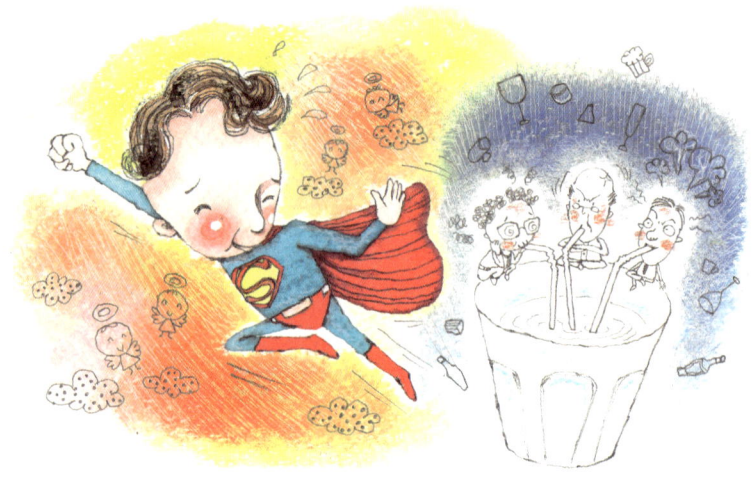

"편도선이 부어서 오늘 병원 갔다 왔어요."
"대상포진으로 링거 맞고 왔어요."
"장모님이 오셔서 가봐야 해요."
"아내가 임신했는데 몸이 아프다고 하네요."
"내일 위내시경 검사가 있어요."
"이번 주 건강검진이 있어요."
"아기가 아파서 일찍 들어가야 해서요."
"어머니 생신이라서 먼저 들어가겠습니다. 죄송합니다."

위의 상황을 돌려가면서 사용한다면 최대한 술을 줄일 수 있다. 물론, 임신 전후로는 내가 술자리를 만드는 사람이 되면 안 된다.

"제가 한약을 먹고 있어서 술을 먹을 수가 없습니다. 괜히 분위기 망치면 안 되잖아요."

"야~ 나는 약 안 먹냐? 마셔. 마셔."

술을 더 강요하는 경우가 많았다. 주의하길 바란다.

만약 회식을 했다면 술과 담배 냄새는 최대한 없애고 들어가야 한다. 임산부의 코는 예민하기 때문에 신경이 날카로울 수 있다. 집 근처 가게에서 우유나 초콜릿을 사먹거나 조금 걸어서 술이 깬 상태에서 들어가면 좋다.

Tip ★ 나라별 해장 방법

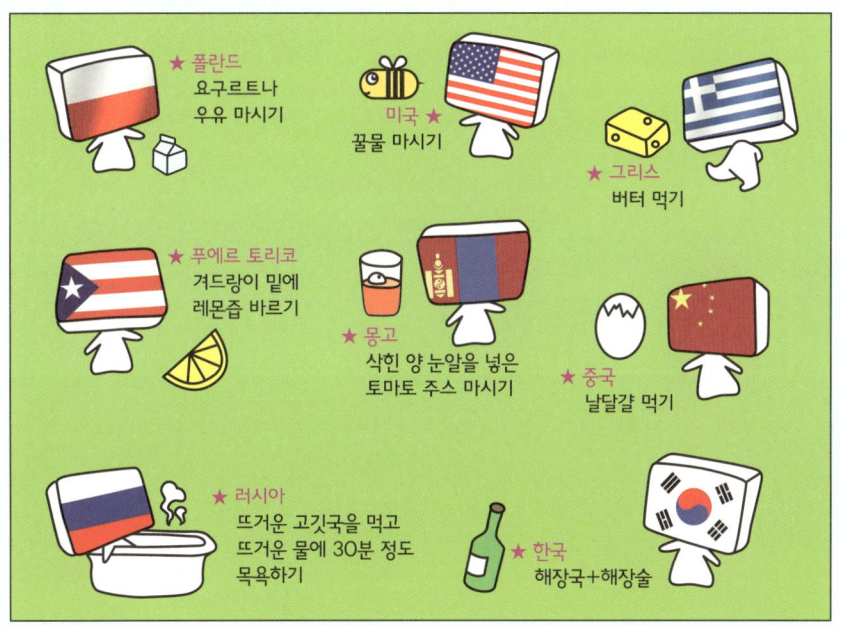

한국은 해장국, 해장술, 짬뽕 등으로 해장을 한다. 러시아는 고깃국을 먹고, 뜨거운 물에 30분 정도 목욕을 한다. 중국은 날달걀을 먹는다. 미국은 꿀물을 마시거나 피자를 먹는다. 폴란드는 요구르트나 우유를 마신다. 몽고는 삭힌 양 눈알을 넣은 토마토 주스를 마신다. 그리스는 버터를 먹는다. 푸에르토리코는 겨드랑이 밑에 레몬즙을 바른다.

조선일보

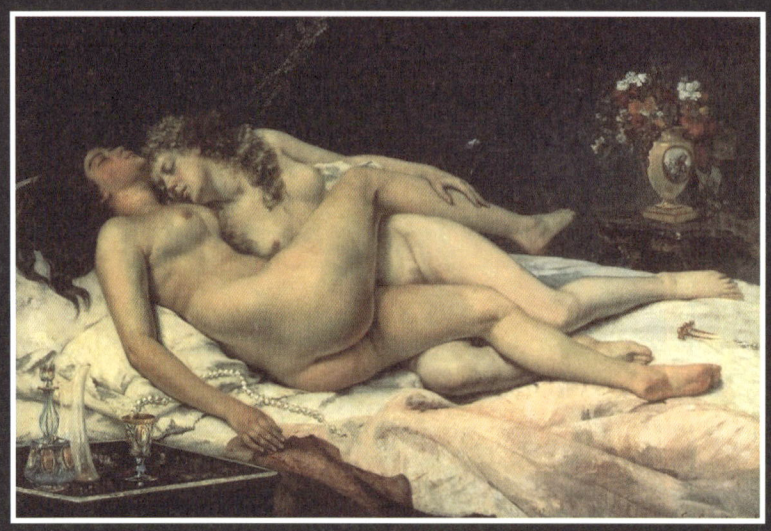

귀스타브 쿠르베 〈잠〉

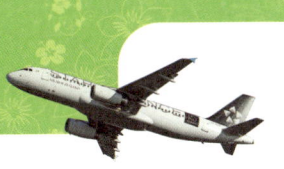

임신 8개월차

• **임신 29주차** | 미국 괌, 하와이 원정출산 꿈도 꾸지 마라

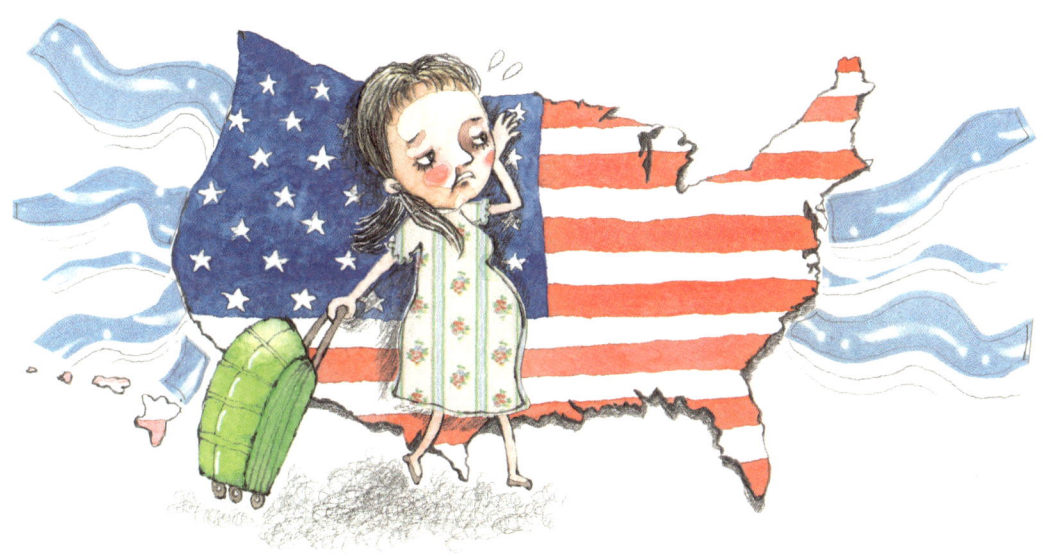

　원정출산은 아기의 이중 국적 취득을 위해서 해외에서 아기를 낳는 것을 말한다. 미국은 현지에서 아이를 낳으면, 시민권을 부여하고 있다. 그 시민권을 얻기 위해 출산 시기에 맞춰 하와이, 괌 그리고 영어권 나라로 떠나는 것이다. 시민권을 얻을 수 있지만, 그 시민권을 유지하기 위한 체류비, 항공비 등 2차적으로 들어가는 비용이 만만찮다.

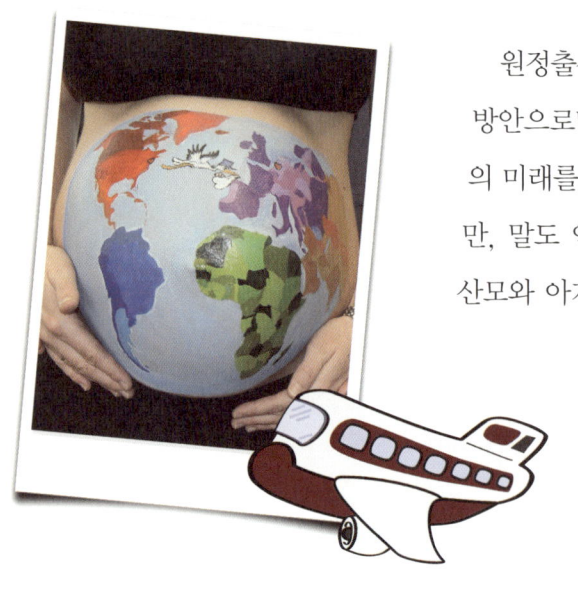

원정출산을 교육문제와 병역문제의 해결 방안으로만 생각한다면 큰 오산이다. 아기의 미래를 위해서 원정출산을 한다고들 하지만, 말도 안 통하는 낯선 땅, 낯선 병원에서 산모와 아기만 생활한다는 것은 위험한 시도이다. 다양한 고민을 하겠지만, 산모가 무엇보다 중요하다.

산모와 아기가 함께 즐겁게 출산을 할 수 있는 환경이 먼저라고 생각한다. 그래서 아내는 출산 예정일 한 달 전에 자기 고향인 일본으로 떠났다. 한국에서 홀로 있는 것보다 친정엄마나 친구들이 있다면 더 편안하게 출산할 수 있을 거라고 생각했다. 남편이 아무리 잘해줘도 채워주지 못하는 것을 부모나 친구들이 챙겨줄 수 있을 것이라고 결론 내린 것이다. 친구들도 만나면서 편안하게 아기를 낳았으면 하는 바람이었다.

이런 나의 생각을 부모님께 말씀 드렸더니 첫 손주의 탄생을 볼 수 없어 안타까워 했지만 흔쾌히 허락해 주셨다.

"편안하게 낳고 건강하게 오렴. 네가 가서 잘 도와주고 와!"

"주의할 게 있나요?"

"아기 낳을 때 옆에 있어 주고, 출산하고 나서 몸 따뜻하게 해줘. 그리고 뼈에 바람 들어가지 않도록 하고……."

아내가 떠난 이후로 매일 스카이프를 통해 영상통화를 했으며, 카카오톡으로 사진을 주고받았다. 출산 예정일이 거의 임박했을 때 휴가를 내고, 일본으로 떠났다. 운 좋게도 도착하고 2~3일 이후에 '올라'가 태어났다. 출산의 고통을 함께 했으며, 탯줄을 자르고, 아기의 첫울음 소리를 들었다. 아내의 출산 모습을 영상과 사진으로 간직하고 있다.

원정출산을 생각했다면, 다음의 질문을 곰곰이 생각하고, 다시 생각해 보자.

- Q. 산모의 고통과 두려움을 줄여주기 위해서 출산 한 달 전부터 병원을 함께 다닐 수 있는가?
- Q. 아내가 진통을 할 때 옆에 있을 수 있는가?
- Q. 출산할 때 남편이 탯줄을 자를 수 있는가?
- Q. 내 인생에서 첫아기의 울음소리를 들을 수 있는가?

슈퍼맨 아빠의 센스 있는 말 한마디

"아기의 탄생을 자기와 함께 보고 싶어,
다른 지역은 많이 외롭다고 하니 집 근처 병원에서 낳아요."

• **임신 30주차** | 자기야! 빵, 과자, 밀가루 음식이 너무 땡긴다(아토피조심)

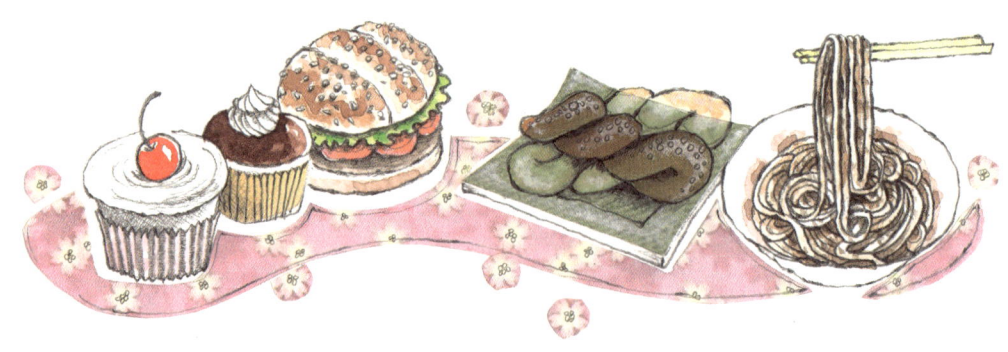

"선생님, 아내가 밀가루 음식을 많이 먹는데 괜찮을까요?"

"주로 어떤 음식을 먹나요?"

"시원한 열무국수, 고구마빵, 과자, 피자, 햄버거 등 여러 종류의 빵을 매일 먹고 있어요. 걱정입니다. 밀가루 음식을 많이 먹으면 아기에게 아토피가 생긴다는 이야기가 있어서요……."

"산모의 밀가루 음식 섭취와 아기의 아토피 발병 연관성에 대해 정확하게 입증된 것은 없어요. 하루 세 끼 중에서 영양소를 골고루 섭취할 수 있는 밥은 먹지 않고, 밀가루 음식만 먹는다면 문제가 될 수 있어요. 간식으로 먹는 것은 괜찮습니다. 보통 임산부들이 속이 울렁거려서 쉽게 먹을 수 있는 빵, 국수, 우동을 많이 먹는 편입니다."

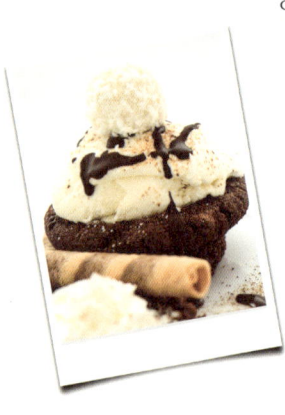

"그래도 안 먹는 게 더 낫겠죠? 햄버거, 라면, 치킨, 회, 튀김류, 술, 카페인 등을 아내가 먹지 않았으면 해서요."

"그렇죠. 안 먹는 편이 낫지만, 어떤 밀가루 음식을 먹느냐에 따라 다릅니다. 즉, 어떤 첨가물이 밀가루와 함께 들어가 있는지가 더 중요합니다. 그리고, 산모가 먹고 싶어 하는데 억지로 참으면 아기에게도 스트레스를 주기 때문에 좋지 않습니다."

슈퍼맨 아빠의 센스 있는 말 한마디

"정말, 정말 먹고 싶으면 참지 말아요.
못 먹는 것도 병이 되고, 스트레스 쌓이면 태아에게도 안 좋아~.
한 번만 먹어요."

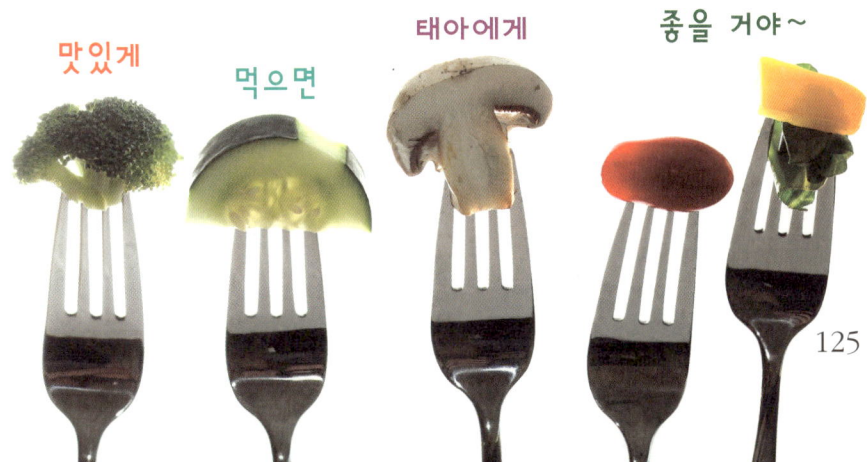

맛있게 먹으면 태아에게 좋을 거야~

• 임신 31주차 | 임신 중 부부관계 절대 하지마?

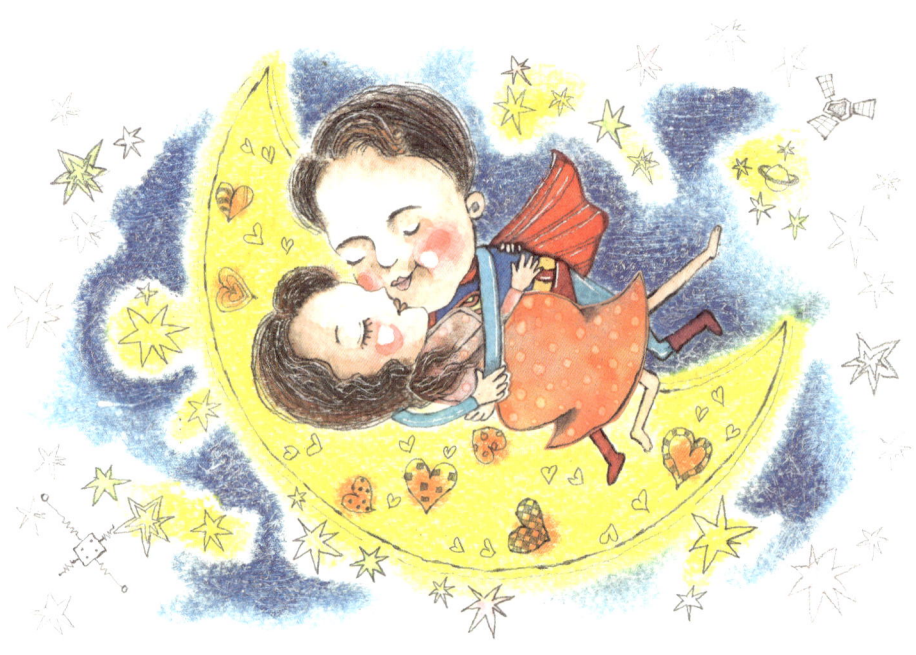

"선생님, 임신 중 부부관계를 해도 괜찮을까요?"

"네, 임신 기간에 따라 조심한다면 부부관계는 문제없어요."

"임신 중 부부관계는 왜 좋은가요?"

"부부관계는 호르몬의 활성화, 엔도르핀 효과, 생리기능 활성화, 숙면효과 등 부부 건강에 좋습니다."

"주의할 점이 있나요?"

"임신한 배를 누르거나 장기 부부관계는 피해주시면 됩니다. 또 임신기간 중 임산부는 우울증에 걸리기 쉬워요. 이럴 때 남편의 역할이 매우 중요하답니다."

"어떤 행동을 해야 하나요?"

"부부관계를 못하는 기간이 발생하더라도 굿나잇 키스와 출근 전 모닝키스를 할 수 있도록 노력하세요. 안아 주고 보듬어 주며 스킨십을 해야 합니다. 스킨십은 임산부와 태아의 발달에도 좋습니다."

Tip ★ 남자여, 시원한 트렁크 사각 팬티를 입어라

환경호르몬으로 남성 불임이 점차 증가하고 있다. 정자를 만들어 내는 고환은 체온보다 4도 정도 낮아야 생산 기능을 발휘한다. 삼각 팬티보다는 헐렁한 트렁크 팬티를 입어서 고환을 시원하게 해주자.

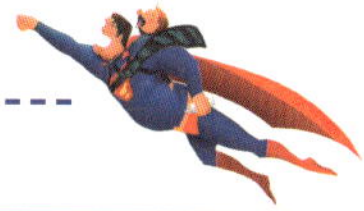

슈퍼맨 아빠의 센스 있는 말 한마디

"(말없이) 빽 허그, 굿나잇 키스, 출근 키스, 쪽! 쪽!"

• **임신 32주차** | 잠자기 전, 부부가 연애하듯 속삭여라(결혼은 현실)

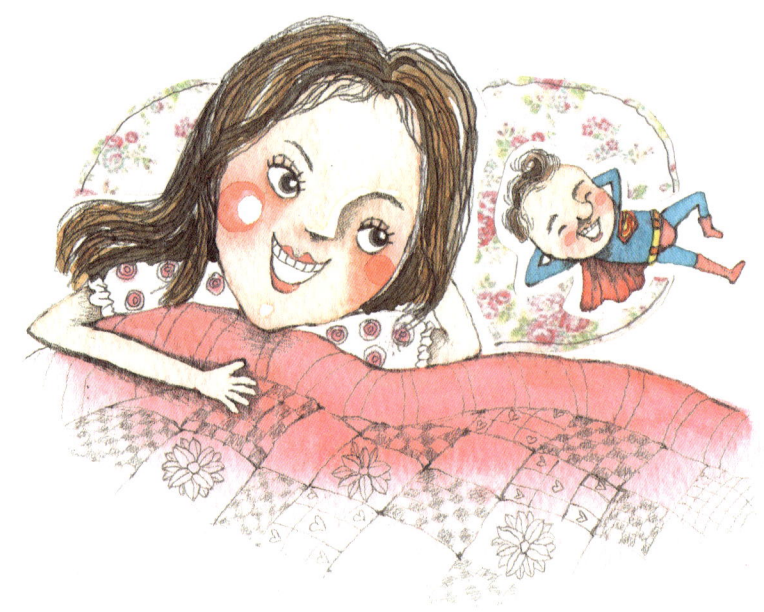

팀원들의 몸값을 올려주고, 개인이 성장할 수 있도록 매월 '드림 나눔 프로젝트'를 진행한다. 팀원마다 '개인성장 목표' 2가지를 생각해 보고, 그 달에 목표를 실천하는 것이다.

매월 초에는 왜 이 목표를 설정했는지 진행은 잘되고 있는지 약 10분 정도 논의하고 공유하는 프로젝트다. 본인이 직접 10점 만점에 점수를 매기기도 한다. 이 프로젝트는 매달 진행되어 1년이 지난 후 고맙다는 팀원들이 늘어났으며, 회사일 이외에 개인 이야기를 공유하는 것에도 반응은 뜨거웠다.

결혼한 지 2년 정도 된 아기 아빠가 이야기를 시작했다.

"이번 달 저의 목표는 아내와 하루 10분 이상 대화하기, 집에서 PC 게임 사용 줄이기입니다. 이유는 맞벌이를 하다 보니 집에 와서 저녁 먹고, 아기 재우고, 청소하면 12시라 바로 자야 합니다. 대화를 10분도 안 해요."

"정말, 아내와 하루 10분도 대화 안 하시나요?"

"네, 제 주변 친구들도 대부분 대화를 안 한다고 하던데요. 다음날 출근하기 바빠서 일찍 자야 하잖아요."

굉장히 놀라기도 했지만, 현실적인 대답이기도 했다. 결혼은 현실이기 때문이다. 매일 똑같이 반복적인 생활을 하게 되는 것이다. 이럴 때 지루함을 없애고, 부부의 좋은 관계를 유지하는 방법은 대화뿐이다. 남자는 회사 일을 잘 이야기하지 않지만, 이제부터라도 아내에게 이야기해 보자. 아니 털어놓자. 고민과 걱정 해결은 나의 이야기를 들어주는 사람이 있는 것만으로도 해소가 된다.

아내에게 회사 일을 자주 털어놓자. '以心傳心(이심전심)'으로 알 수 있도록 말이다.

Tip ★ 대화가 필요해

더 자두

또 왜 그러는데 뭐가 못마땅한데

할 말 있으면 터 놓고 말해 봐

너 많이 변했어 (내가 뭘 어쨌는데)

첨엔 안 그랬는데 (첨에 어땠었는데)

요샌 내가 하는 말투랑 화장과 머리 옷 입는 것까지

다 짜증나나 봐 (그건 니 생각이야)

우리 서로 사랑한지도 어느덧 10개월

매일 보는 얼굴 싫증도 나겠지

나도 너처럼 나 좋다는 사람 많이 줄 섰어

(간다는 사람 잡지 않아 어디 한 번 잘해 봐)

근데 그 놈의 정이 뭔지 내 뜻대로 안 돼

맘은 끝인데 몸이 따르지 않아

아마 이런 게 사랑인가 봐 널 사랑하나 봐 (지금부터 내 말 들어봐)

넌 집착이 심해 (그건 집착이 아냐)

나를 너무너무 구속해 (그럼 너도 나를 구속해)

우리 결혼한 사이도 아닌데 마치 와이프처럼

모든 걸 간섭해 (baby woo woo woo)

너의 관심 끌고 싶어서 내 정든 긴 머리

짧게 치고서 웨이브 줬더니

한심스러운 너의 목소리 나이 들어 보여

(난 너의 긴 머리 때문에 너를 좋아했는데)

니가 너무 보고 싶어서 전화를 걸어

날 사랑하냐고 물어봤더니

귀찮은 듯한 너의 목소리 나 지금 바빠 (듣고 보니 내가 너무 미안해)

대화가 필요해 (이럴 바엔 우리 헤어져)

내가 너를 너무 몰랐어 (그런 말로 넘어가지 마)

항상 내 곁에 있어서 너의 소중함과 고마움까지도

다 잊고 살았어 (baby woo woo woo)

대화가 필요해 우린 대화가 부족해

서로 사랑하면서도 사소한 오해 맘에 없는 말들로

서로 힘들게 해 (너를 너무 사랑해)

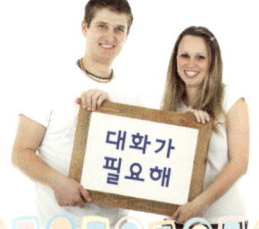

슈퍼맨 아빠의 센스 있는 말 한마디

"드라마 어떻게 되었어요?
그 책 내용은 어때요?
그 식당 음식은 괜찮았어요?"

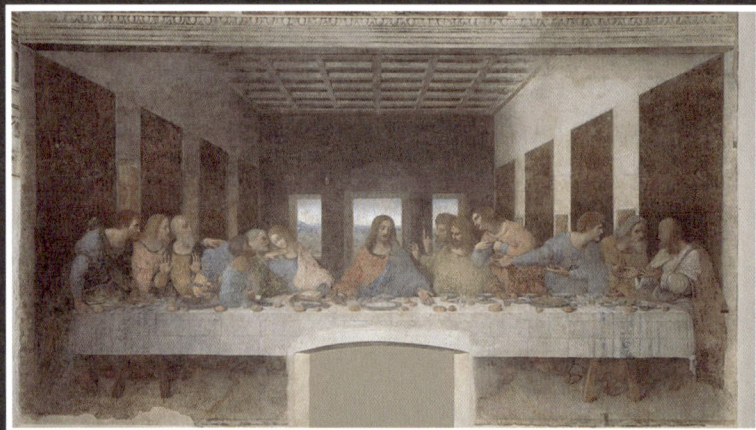
레오나르도 다 빈치 〈최후의 만찬〉

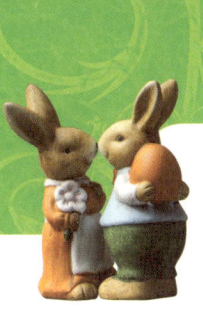

임신 9개월차

• **임신 33주차** | 다문화 가정의 산후조리 스타일(100일의 기적)

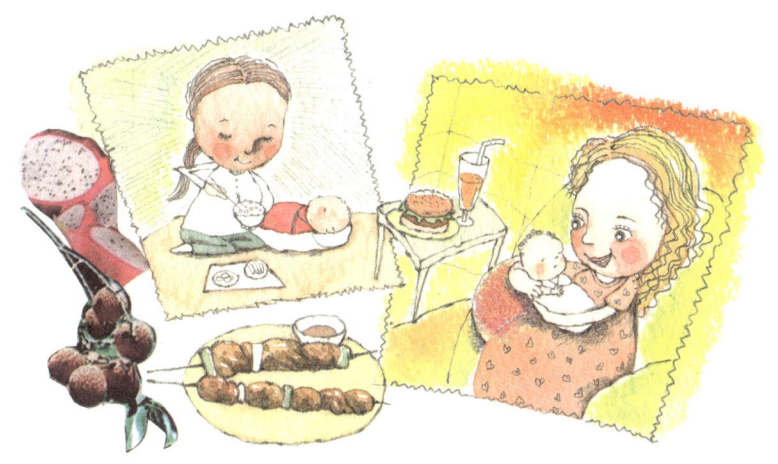

세상에 태어난 아기는 누구나 가치가 있다.   -찰스 디킨스

우리가 일반적으로 구분하는 태국인, 중국인, 일본인, 미국인, 유럽인 등은 태어난 환경의 차이로 문화와 언어가 다를 뿐 생명의 소중함은 동일하며 또한 중요한 가치를 지닌다. 산후조리에도 정답은 없지만, 나라별 특색은 분명히 존재한다. 하지만 공통적으로 최대한 임산부의 몸을 회복시키기 위해 잘 먹고, 당분간 외출을 금하고 있다.

미국 | 미국에도 일반 병원에서는 특별한 영양식이 없다. 차가운 오렌지 주스와 햄버거나 베이컨 스크램블 같은 전형적인 미국식 아침 메뉴가 산모의 식사로 나온다. 산모는 바로 활동한다.

베트남 | 아이를 낳고 나면 석 달 정도는 방에서만 지낸다. 태어난 아기랑 석 달 동안 따뜻한 방에 누워 있고 식사도 가족들이랑 따로 한다. 출산 후 베트남 산모들은 몸보신을 위해서 돼지고기 볶음이나 족발을 즐겨 먹는다.

태국 | 태국 산모들은 출산 후 비타민과 몸에 좋은 영양소가 풍부한 열대과일로 몸보신을 한다.

필리핀 | 필리핀에서는 토마토·간장 등으로 만든 전통 소스에 돼지고기나 닭고기를 졸여 먹는다. 돼지고기에는 비타민 B1이 풍부하게 들어 있어 출산 후 허약해진 몸의 원기를 돋우고 소화 기능을 빨리 회복시키기 때문에 필리핀이나 베트남에서는 몸보신용으로 먹는다.

몽골 | 우리와 가장 모습이 닮은 민족으로 출산 후 산후조리로 양고기를 많이 먹는다. 갓난아이를 춥게 해서 키우기 때문에 한겨울에도 얇은 옷을 입힌다.

이슬람 문화권
여아를 생산한 산모의 경우 즉시 가사에 복귀할 준비를 해야 하지만, 남아를 출산한 경우 최소 3~6일간 침대에서 산후조리를 하며, 그 뒤 40일간 휴식을 취한다. 산모는 출산 후 40일이 되는 날 신부 옷을 꺼내 입고, 신부와 같은 대접을 받으며 남아 출산에 따른 보상을 받는다. 아무래도 이슬람 문화권은 남아를 선호하는 사상이 남아 있어 출산에 따른 차별을 받는 것 같다.

> **Tip ★ 산후조리의 속설과 풍문**
> - 『산후조리 100일의 기적』이라는 책을 참고한다.
> - "SBS 스페셜 산후조리의 비밀"을 검색하면 동영상을 볼 수 있다.
>
> | SBS 스페셜 산후조리의 비밀 ▼ | 검색 |
>
> 나라마다 차이가 있지만, 출산 3개월 후 건강에 영향을 준 수칙이 있다.
> ① 걷거나 가벼운 운동을 하였다.
> ② 충분한 휴식을 취하며 편안한 마음을 유지했다.
> ③ 무리한 일을 하지 않았다.
> ④ 몸을 따뜻하게 하였다.

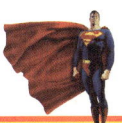

슈퍼맨 아빠의 센스 있는 말 한마디

"이 옷 입어요. 산모는 몸을 따뜻하게 해야 해요.
찬 바람은 피해 주세요."

• 임신 34주차 | 아기는 내 운명(혈액형, 띠별 운세)

혈액형(Blood Groups) 성격

수혈의학 전문가인 아산병원 교수 권석운의 최근 조사에 따르면, ① A형은 규칙을 잘 따르고 주위 사람들을 배려하며 인정이 많은 편이나 새로운 일에 도전하는 것과 앞장서는 일은 좋아하지 않는다. ② B형은 새로운 일에 도전하는 것을 좋아하고 규칙이나 틀에 얽매이는 것을 싫어하며 인내심이 약한 편이다. ③ O형은 앞장서기를 좋아하며 혼자보다는 남과 잘 어울리고 화를 잘 참지 못한다. ④ AB형은 분석적인 경향이 있으며 해야 할 일이라고 생각하는 일에 충실하다 등의 특성을 갖고 있는 것으로 알려져 있다.

서울 강남구 논현동에 있는 한 어린이집의 담당 교사인 임진희 씨는 『한겨레21』 12월 2일자 인터뷰에서 어린이들이 그린 그림에 대해 "A형은 자신이 경험한 것을 순서대로 전개하고, B형은 자기에게 인상 깊었던 것을 클로즈업해서 그립니다. O형은 화면이 꽉 차게 자기가 본 것들을 최대한 많이 집어넣고, AB형은 특이한 색깔과 모양으로 경험에서 비롯된 상상의 세계를 그리지요."라고 말했다.

A형은 완벽주의 타입

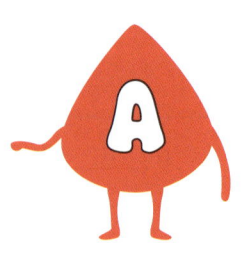

A형은 완벽주의적이고 꼼꼼하다. 남을 잘 배려하며 세심하면서도 무슨 일을 시작하기 전에 매우 신중한 편이다. 생각이 많아서 일을 쉽게 결단 내리지 못하고, 한참을 생각하는 경향이 있다. 그리고 남들에게 싫은 말을 하기를 좋아하지 않기 때문에 상대방이 기

분 나쁜 말을 해도 꾹~ 참아버리는 성향이 있다.

너무 완벽주의적 성격에 본인이 스트레스를 받을 수도 있으니 조심하는 게 좋다.

사람들과 빠른 속도로 친해지진 않고, 천천히 알아 가며 시간을 두고 친해지는 스타일로 알아 갈수록 우정이 더 쌓이는 스타일이다.

자존심이 강하고, 지기를 싫어하는 성향으로 장점을 최대한 활용한다면 업무에는 좋은 성과가 있다. 감수성도 풍부해서 감정 기복이 심하고, 드라마나 영화를 볼 때 몰입을 잘하는 편이다.

B형은 항상 명랑하고, 쾌활한 성격

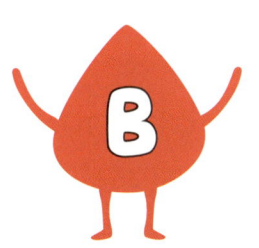

적극적인 성격에 나서기도 좋아하고, 분위기 메이커로 주변 사람들을 즐겁게 해주는 스타일의 혈액형이다. 다른 사람에게 불편함을 주는 언행을 하기도 하지만, 금방 미안해 하고 사과하는 스타일이라 뒤끝이 없는 성격이다. 싫으면 싫다, 좋으면 좋다라고 직설적으로 표현하는 스타일인데 어떤 일이든 적극적으로 잘 처리하는 스타일이지만, 오버하는 기질로 다른 사람에게 좋지 않은 이미지를 줄 수 있다.

때론 속을 알 수 없을 정도로 자기 독단적인 행동을 해서 사람들의 시선을 끌기도 하지만 솔직하게 자신의 모습을 표현할 줄 아는 성격이다.

O형은 대인관계가 좋고, 주변 사람들과 잘 어울리는 성격

사람들이 많은 장소에서 더 활발하게 행동하여 에너지를 얻는다. O형은 "정말 뻔뻔하다~"고 느낄 정도로 두꺼운 철면피를 소유하고 있으며, 장난치는

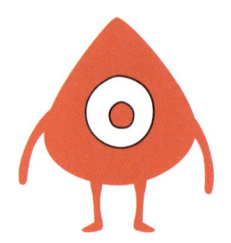
것을 좋아하고, 유치한 농담도 서슴지 않는다. 말이 많고, 기분이 좋아서 분위기를 띄우다가도 한번 화가 나면 그 누구도 말릴 수 없다.

  혈액형 중에 제일 잘난 척을 좋아하는 성격으로 남들에게 인정받기를 좋아한다. 보통 "성격이 좋다~"라고 생각되는 혈액형이며, 사람들의 비위를 잘 맞춘다.

AB형은 천재 아니면 바보라는 말이 있다

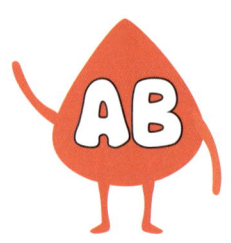
머리가 좋은 편이어서 사업을 하면 성공하는 사람이 많다. 예의가 바르고, 자신의 감정에 솔직하고 충실하며 재치 있는 말투로 상대방으로 하여금 즐거움을 주며, 때론 과감하기도 하고, 엉뚱하기도 하다. 우유부단하고 오지랖이 넓기 때문에 어떤 일을 결단할 때 확실치 않는 경우가 있고, 챙기지 않아도 될 일을 챙기는 성향이 있다.

  뒤끝이 있어서 두고두고 생각하는 스타일이며, 한번 아니다라고 생각되면 뒤도 안 돌아보는 스타일로 "4차원이다"라는 말을 많이 듣는 혈액형이기도 하다.

부모 혈액형		자녀 혈액형	
혈액형	부모 인자형	자손의 인자형	혈액형 종류 및 확률(괄호안)
A형×A형	AO×AO	AA, AO, AO, OO	A형(75%), O형(25%)
	AO×AA	AA, AA, AO, AO	A형(100%)
	AA×AA	AA, AA, AA, AA	A형(100%)
A형×B형	AO×BO	AB, AO, BO, OO	AB형, A형, B형, O형(각각25%)
	AA×BO	AB, AO, AB, AO	A형(50%), AB형(50%)
	AO×BB	AB, AB, BO, BO	B형(50%), AB형(50%)
	AA×BB	AB, AB, AB, AB	AB형(100%)
A형×AB형	AO×AB	AA, AB, AO, BO	A형(50%), B형(25%), AB형(25%)
	AA×AB	AA, AB, AA, AB	A형(50%), AB형(50%)
A형×O형	AO×OO	AO, OO, AO, OO	O형(50%), A형(50%)
	AA×OO	AO, AO, AO, AO	A형(100%)
B형×B형	BO×BO	BB, BO, BO, OO	B형(75%), O형(25%)
	BO×BB	BB, BB, BO, BO	B형(100%)
	BB×BB	BB, BB, BB, BB	B형(100%)
B형×AB형	AB×BO	AB, BB, AO, BO	AB형(25%), A형(25%), B형(50%)
	AB×BB	AB, BB, AB, BB	B형(50%), AB형(50%)
O형×O형	OO×OO	OO, OO, OO, OO	O형(100%)
O형×B형	BO×OO	BO, OO, BO, OO	O형(50%), B형(50%)
	OO×BB	BO, BO, BO, BO	B형(100%)
O형×AB형	OO×AB	AO, BO, AO, BO	A형(50%), B형(50%)
Axcis-AB형	AA×AB/O	A/AB, AO, A/AB, AO	AB*형(50%), A형(50%)
	AO×AB/O	A/AB, AO, O/AB, OO	AB*형, A형, cis-AB형, O형(각25%)
Bxcis-AB형	BB×AB/O	B/AB, BO, B/AB, BO	AB*형(50%), B형(50%)
	BO×AB/O	B/AB, BO, O/AB, OO	AB*형, B형, cis-AB형, O형(각25%)
Oxcis-AB형	OO×AB/O	O/AB, OO, O/AB, OO	cis-AB형(50%), O형(각50%)

멘델의 유전법칙

띠별 운세

쥐띠(year of the Rat)

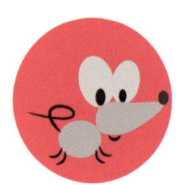

쥐띠(子生)는 일반적으로 근면 검소하고 당신보다는 상대방을 더 생각하는 타입입니다. 겉에서 보기에는 부드럽고 유연해 보이나 자기가 한번 마음 먹으면 집념을 가지고 맡은 임무를 처리하는 편입니다. 또한 바쁠수록 더욱 신명나게 일하는 성격의 소유자입니다.

1972년생, 1984년생, 1996년생, 2008년생, 2020년생, 2032년생…

소띠(year of the OX)

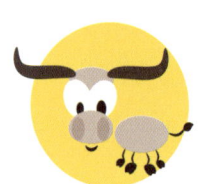

소띠(丑生)는 어떠한 역경과 힘든 일이 닥쳐도 물러남 없이 꿋꿋하게 살아가는 타입입니다. 또한 겉에서 보기에는 우둔하고 둔해 보이지만 내면에는 강한 카리스마와 이성적인 판단을 할 수 있는 능력을 가지고 있는 편입니다. 사람과 연관성이 깊은 동물로 주위 사람에게 이로운 일을 해주는 성격의 소유자입니다.

1973년생, 1985년생, 1997년생, 2009년생, 2021년생, 2033년생…

호랑이띠(year of the Tiger)

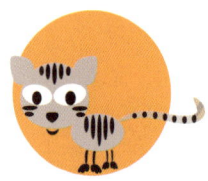

범띠(寅生)는 낙천적이고 적극적인 성격의 소유자로 항상 밝게 살아가는 타입입니다. 그러나 강한 성격의 소유자이기 때문에 주변과 마찰도 있을 수 있고, 일에 대한 마

무리가 부족한 타입입니다. 또한 "산속의 제왕"이라는 별칭 있듯이 다른 사람에게 구속 받거나 통제를 받는 성격의 소유자는 아닙니다.

1974년생, 1986년생, 1998년생, 2010년생, 2022년생, 2034년생…

토끼띠(year of the Rabbit)

토끼(卯生)는 상냥하고 대인관계에 있어서도 대립보다는 타협을 좋아하는 타입입니다. 그러나 한편으로는 우유부단한 성격으로 비쳐질 수도 있으며 다른 사람에게서 오해를 받을 만한 행동을 하기도 하는 타입입니다. 또한 자신이 만들어 놓은 길만 다니는 습성이 있어 한 가지 일에 빠지면 다른 일을 생각 못 하는 성격의 소유자입니다.

1975년생, 1987년생, 1999년생, 2011년생, 2023년생, 2035년생…

용띠(year of the Dragon)

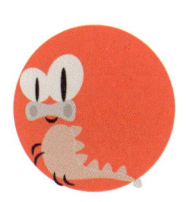

용띠(辰生)는 신화 속의 주인공처럼 자존심도 강하고 승부에서 지기를 싫어하는 타입입니다. 그러나 내면적으로는 어린이와 같은 순수한 성격과 따뜻한 마음을 가지고 있습니다. 또한 상상 속의 동물이듯 실제로 상상력과 창조력이 뛰어난 성격의 소유자입니다.

1976년생, 1988년생, 2000년생, 2012년생, 2024년생, 2036년생…

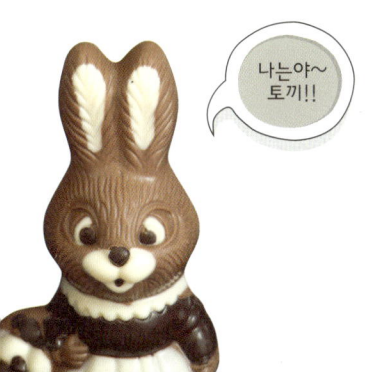

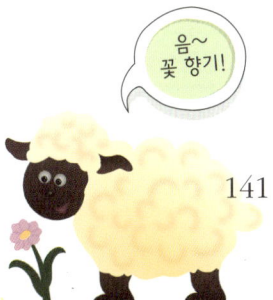

뱀띠(year of the Snake)

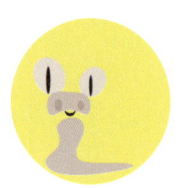
뱀띠(巳生)는 상황판단이 빠르며 논리적인 성격의 소유자입니다. 그러나 너무 현실성 있고 자기 중심적이기 때문에 가끔 주위의 충고를 귀담아 듣지 않아서 난처함에 빠지기도 하는 타입입니다. 또한 숲 속을 조용히 기어다니는 뱀의 습성처럼 남에게 자신의 일들을 표현하지 않는 성격의 소유자입니다.

1977년생, 1989년생, 2001년생, 2013년생, 2025년생, 2037년생…

말띠(year of the Horse)

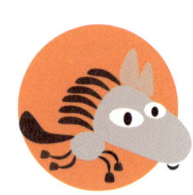
말띠(午生)는 무슨 일이든지 솔선수범하고 먼저 나서는 성격의 소유자입니다. 그러나 그러한 성격으로 인하여 손해도 많이 보고 자기 식구도 챙기지 못하는 우를 범할 수 있는 타입입니다. 또한 예부터 국가적인 행사에 많이 쓰이는 관계로 대의를 중요시 하는 성격의 소유자입니다.

1966년생, 1978년생, 1990년생, 2002년생, 2014년생, 2026년생, 2038년생…

양띠(year of the Sheep)

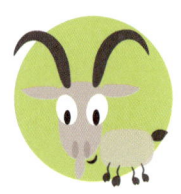
양띠(未生)는 온순하고 순박하며 가족을 위해서라면 무슨 일이든지 할 수 있는 성격의 소유자입니다. 그러나 자기가 한번 마음먹은 일은 그 일이 좋건 나쁘건 절대로 포기하지 않는 타입입니다. 또한 자존심이 강하고 드러나는 일을 싫어하는 성격의 소유자입니다.

  1967년생, 1979년생, 1991년생, 2003년생, 2015년생, 2027년생, 2039년생…

원숭이띠(year of the Monkey)

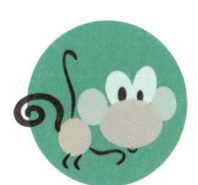

원숭이띠(申生)는 창의력과 위급한 상황에서 순간 판단력이 탁월한 성격의 소유자입니다. 그러나 자신이 맡은 일에 대해서 끝마무리가 약한 타입입니다. 또한 주변 사람들을 웃기기도 하고 울리기도 하며 어디를 가서도 분위기 메이커로 환영 받는 성격의 소유자입니다.

  1968년생, 1980년생, 1992년생, 2004년생, 2016년생, 2028년생, 2040년생…

닭띠(year of the Rooster)

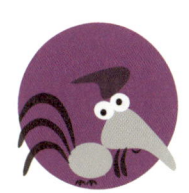

닭띠(酉生)는 이해심과 명석한 판단력과 학업에 우수한 성과를 올릴 수 있는 성격의 소유자입니다. 그러나 너무 자기 자신의 편안함만 생각하여 조금만 어려워도 자신의 일에 대해서 쉽게 포기하는 타입입니다. 또한 새벽을 알리는 동물로서 자신을 희생해서라도 타인을 위해 베푸는 성격입니다.

  1969년생, 1981년생, 1993년생, 2005년생, 2017년생, 2029년생, 2041년생…

개띠(year of the Dog)

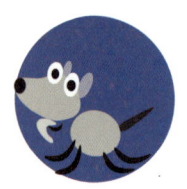

개띠(戌生)는 현대인이 살아가는데 필요한 성격을 가장 많이 갖고 있는 성격의 소유자입니다. 창조성도 있고 맡은 임무도 포기하지 않고 끝까지 수행하는 집념의 타입입니다. 또한 주인에 대한 충성심이 강하여 대인관계에 있어서도 한번 관계를 맺으면 끝까지 가는 타입입니다.

1970년생, 1982년생, 1994년생, 2006년생, 2018년생, 2030년생, 2042년생…

돼지띠(year of the Pig)

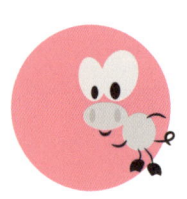

돼지띠(亥生)는 정직하고 단순하면서도 믿음을 줄 수 있는 성격의 소유자입니다. 그러나 대인관계에 있어서는 거부감과 자신과 뜻이 일치하지 않으면 아주 무시하는 버릇이 있는 타입입니다. 또한 차분하며 한 곳에만 머무르는 성격이나 건강에는 그리 유리한 상황은 아닙니다.

1971년생, 1983년생, 1995년생, 2007년생, 2019년생, 2031년생, 2043년생…

슈퍼맨 아빠의 센스 있는 말 한마디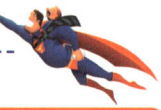

"우리 아기가 태어나면 무슨 띠지?
아기 잠옷은 띠와 같은 동물로 살까?
우리 아기는 어떤 혈액형일까?"

• 임신 35주차 | 예비 아빠의 태교는 유대인 가정교육 토론법 '하브루타'

노벨상 수상자의 30% 이상이 유대인이며, 물리학자 알버트 아인슈타인에서부터 정신분석학의 창시자 프로이트, 앨런 그린스펀 전 연방준비제도 이사회 의장, 영화감독 스티븐 스필버그, 페이스북 창업자 마크 주커버그까지 각 분야를 이끌어간 이들이 유대인이었다.

유명한 유대인들의 탄생에는 '하브루타' 가정교육이 있다. 유대인들의 가정교육으로는 질문하고 대화하는 가정문화를 만든다. 임신 시기부터 끊임없이 대화를 나눈다고 한다.

유대인들은 3,500년간 둘씩 짝을 지어 질문하고, 토론하고, 체험하고, 협동하면서 소통하는 '하브루타' 교육방식을 꾸준히 실천하고 있다. 안식일에는 모든 가족들이 식탁에 둘러앉아 하브루타 대화를 나누는 것이 유대인의 핵심 전통이라고 한다. 유대인들은 물고기를 먹는 법을 알려주는 것이 아니라 물고기를 잡는 방법을 알려준다는 지적 호기심을 자극하는 교육법을 실천하고 있다.

3살 정도 되는 아이의 유대인 가정교육으로는 퍼즐을 즐겨 하고, 끊임없이 칭찬을 한다. 아기가 잘못을 해도 크게 소리 지르거나 야단치지 않는다. 이유는 아기의 호기심을 최대한 끌어주기 위함이라고 한다. 제2 외국어로 영어는 학교에서, 집에서는 히브리어를 가르친다. 아기가 잠을 청할 때는 같은 책을 반복적으로 읽어주는 습관을 길러준다. 또한, 토라와 탈무드를 읽게 하여 그 정신을 이어갈 수 있도록 하며 유태인끼리 하나가 될 수 있도록 한다.

베스트셀러 『정의란 무엇인가』의 마이클 샌델 교수도 토론식 강의로 유명하다. 그도 유대인으로서 어릴 적부터 가족과 식탁에서 토론을 하면서 생각의 폭을 넓혔다고 한다. 『부모라면 유대인처럼 하브루타로 교육하라』의 저자 전성수 교수는 하브루타는 가족들끼리 대화를 통해 행복을 가져오고, 질문과 토론을 통해 자녀들의 사고력을 계발하고, 분명한 가치관과 안목, 통찰력을 기르는 시간이라며, 몸소 실천하고 있다고 한다. 매주 토요일 저녁마다 일주일 동안 있었던 일들을 서로 대화와 토론을 통해 나누며, 토론 주제를 놓고, 논쟁한다고 한다.

고대 그리스의 철학자인 소크라테스는 거리의 사람들에게 질문을 던지며 철학적 대화를 하였다. 소크라테스는 정해진 진리를 전해 주는 것이 아니라 청자에게 질문을 던지는 방식으로 대화를 하였다. 질문을 통해 스스로 무지를 깨닫게 하는 것이다. 이것을 소크라테스의 문답법이라고 부른다. 이처럼 무지를 깨달음으로써 철학의 참뜻에 다가가는 것이 소크라테스가 대화하는 자세였다. 대화와 토론을 통하여 깨달음을 이끌어 내는 방법을 '산파술'이라고 한다.

소크라테스의 산파술은 유대인의 하브루타와 비슷한 교육 방식이다. '교육 효율성 피라미드' 처럼 일방적인 강의식 교육보다는 대화하면서 상대방을 가르치거나 교육시킬 때 학습효과가 가장 높다고 한다.

"나는 밤에만 꿈꾸는 것이 아니라 하루 종일 꿈을 꾼다." – 스티븐 스필버그

"일단 해보는 게 완벽함보다 낫다." –페이스북 CEO 마크 주커버그

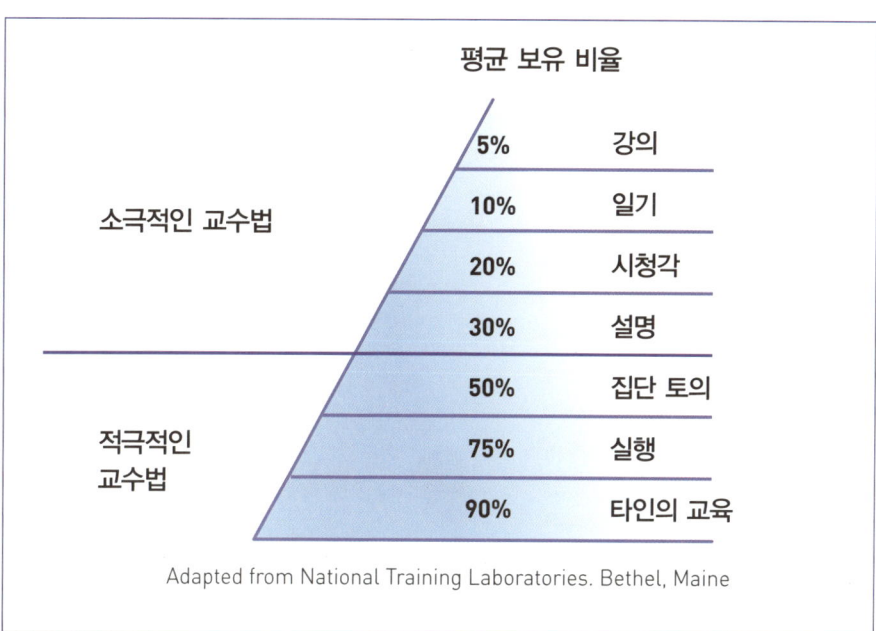

Adapted from National Training Laboratories. Bethel, Maine

Tip ★ SBS 스페셜 '젖과 꿀이 흐르는 땅, 유대인의 미국' 방송

EBS 세계의 교육현장 : Global Education Issue, 20100408, 미국의 유태인 교육 전통역사교육

http://home.ebs.co.kr/worldedu/main 다시 보기

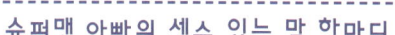

슈퍼맨 아빠의 센스 있는 말 한마디

"유대인과 핀란드 사람들은 이렇게 아기를 키우는구나. 아기 키울 때 도움이 될 것 같아. 이 영상 같이 봐요."

• **임신 36주차** | 분만 공포증을 패키지 사진과 포토북으로 날려버리자

(만삭, 100일, 돌잔치)

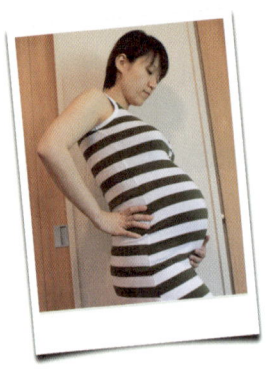
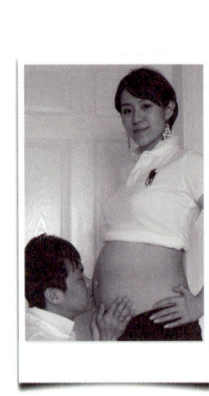
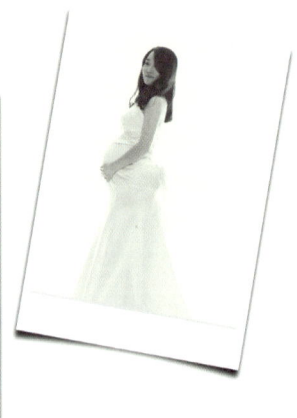

"자기야, 임신 기념으로 만삭 사진을 찍으면 어떨까?"

"좋아, 일본에는 없는데… 난 하고 싶어. 일본 연예인들도 만삭 사진을 찍는다고 하더라고……."

"그래, 한채영, 에바, 이파니, 장영란 등 연예인들의 만삭 화보가 임산부 사이에서 새로운 트렌드로 자리 잡고 있어."

"셀프로 우리끼리 찍을 수 있는 곳을 찾아보자. 만삭 사진, 100일 사진, 1주년 기념 사진으로 포토북이나 달력까지 만들자."

"(사진 찍은 후) 일본 친구들이 엄청 부러워해. 이런 사진도 찍냐고, 사진 귀엽다며 자기들도 찍고 싶데."

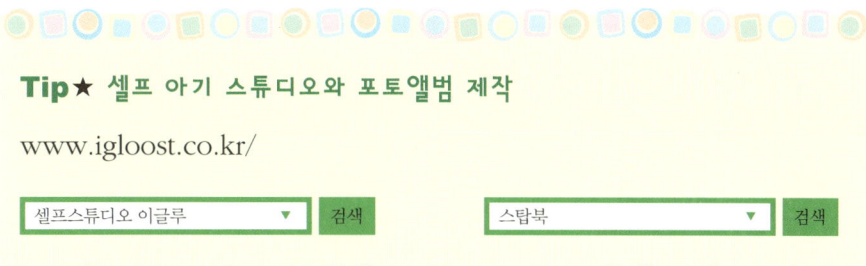

Tip ★ 셀프 아기 스튜디오와 포토앨범 제작

www.igloost.co.kr/

| 셀프스튜디오 이글루 ▼ | 검색 | | 스탑북 ▼ | 검색 |

슈퍼맨 아빠의 센스 있는 말 한마디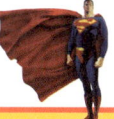

"임신 기념으로 만삭 사진 찍어요.
오픈 스튜디오가 창피하면 셀프 스튜디오에서 내가 찍어 줄게요."

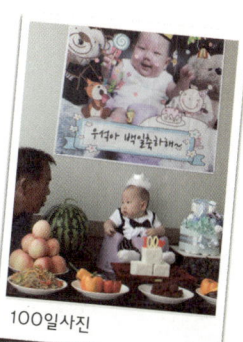
100일사진

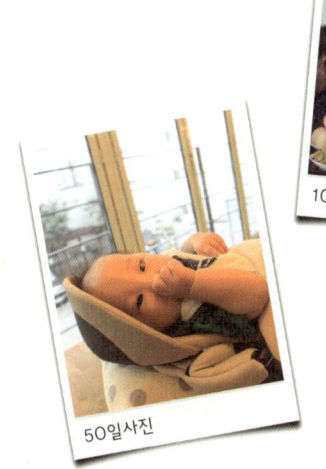
50일사진

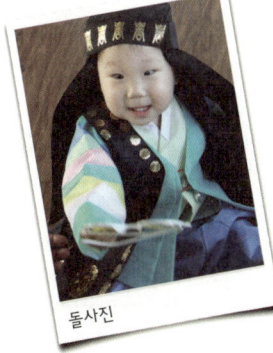
돌사진

당신의 아이는 당신의 아이가 아닙니다.

그들은 스스로의 삶을 갈망하는 생명의 아들이요 딸입니다.

그들은 당신을 통해 태어났을 뿐

당신으로부터 온 것은 아닙니다.

그들이 비록 당신의 품속에 있다고 해도

당신의 소유물은 아닙니다.

　　　　　　　- 칼릴 지브란의 예언자 중에서

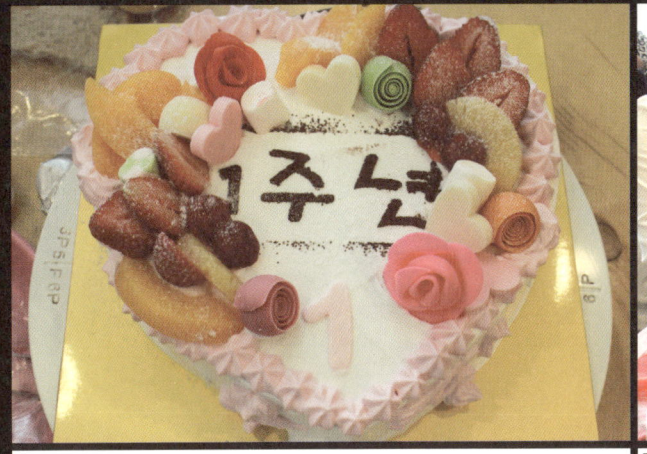
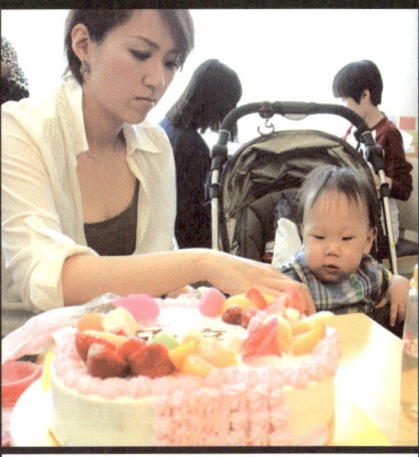
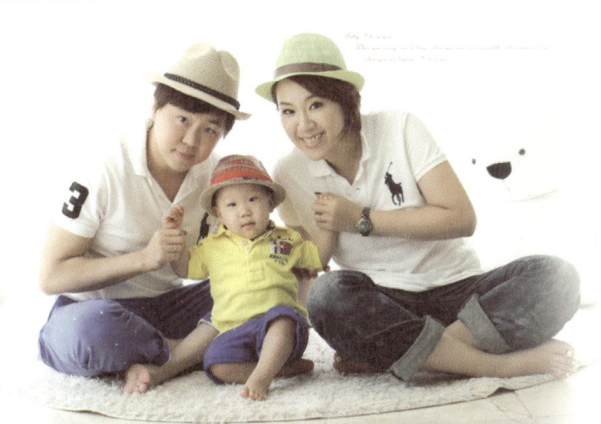
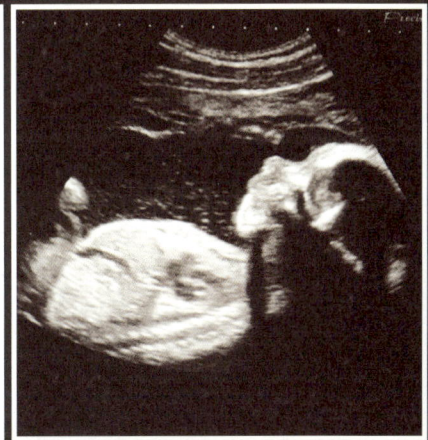
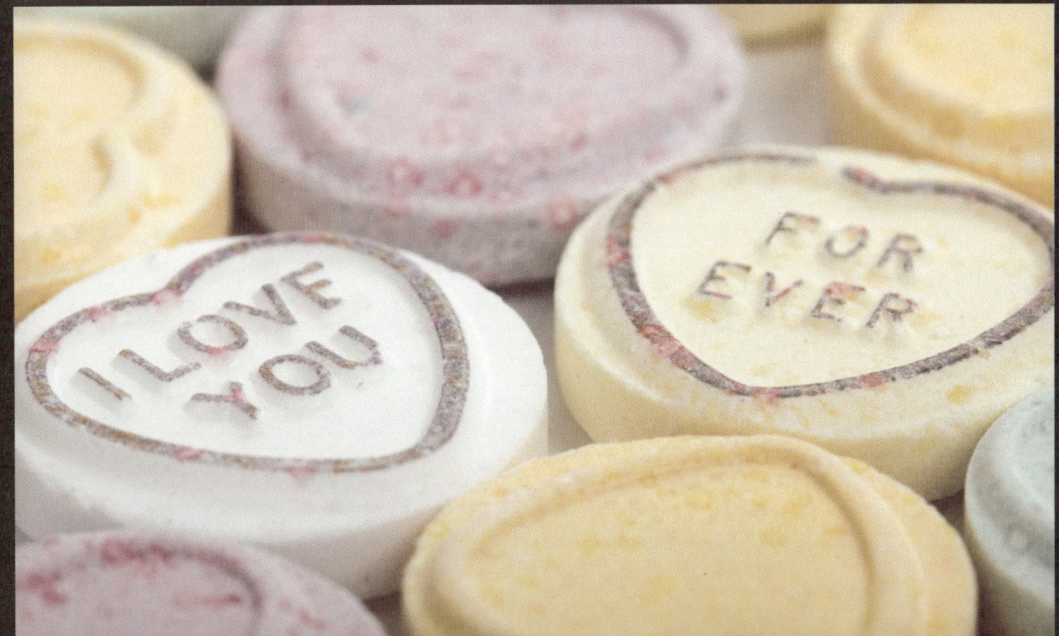

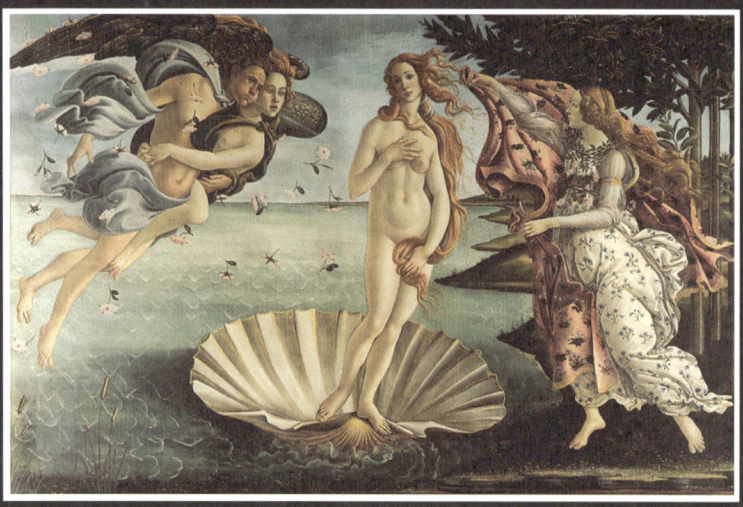

산드로 보티첼리 〈비너스의 탄생〉

임신 10개월차

• **임신 37주차** | 자연분만, 제왕절개(유도 분만 주사)

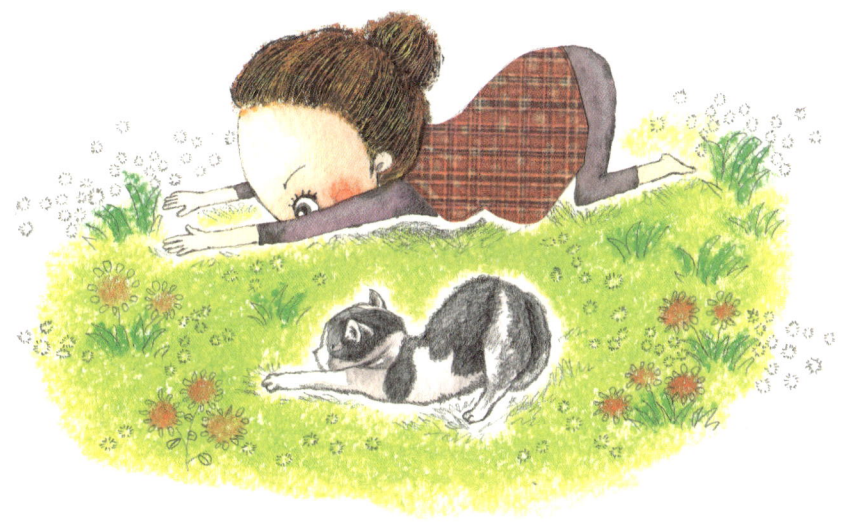

　WHO(세계보건기구)가 발표한 국가별 제왕절개 수술 비율은 평균 10~15%이지만 한국은 39.6%로 높은 편이다. 미국과 일본은 20%정도이다. 제왕절개 수술은 태아나 임신부의 생명이 위험할 경우나 자연분만이 어려울 때 시술을 한다. 그러나 임신 중 비만이나 운동 부족으로 허리통증, 근육 부실로 수술하는 경우도 있다. 주기적인 걷기 및 산책이 필요하며, 허리 통증을 완화하는 고양이 자세를 꾸준히 하는 게 좋다.

고양이 자세 운동은 다음의 2가지를 실천하면 된다.

1. 고양이처럼 무릎을 꿇고 엎드려 네 발 자세를 취한다. 허리를 위로 끌어 올려 낙타 모양을 반복적으로 해준다.
2. 아침, 점심, 저녁으로 10회씩 3세트를 반복한다.

자연분만은 비용이 적게 들며, 출혈 또한 적고, 회복이 빠르다. 모유수유도 좀 더 쉽게 할 수 있다. 제왕절개보다는 골반이완증상(요실금, 분만통, 배뇨장애 등)이 더 생길 수 있지만 유럽에서는 가정 분만이 자연스럽게 이뤄지고 있다.

제왕절개는 비용이 비싸지만 골반근육의 이완이 자연분만보다 덜하다는 장점이 있다.

결론은, 남편이 아내와 분만의 고통을 함께 하는 입회 분만이 산모들의 긴장 완화에 큰 도움을 준다는 연구 결과가 있다. 남편들이여 산고를 겪고 있는 아내 옆에 함께 있도록 하자.

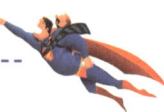

슈퍼맨 아빠의 센스 있는 말 한마디

"아기와 산모에게 건강한 자연분만으로 낳아요. 내가 옆에 있을게요."

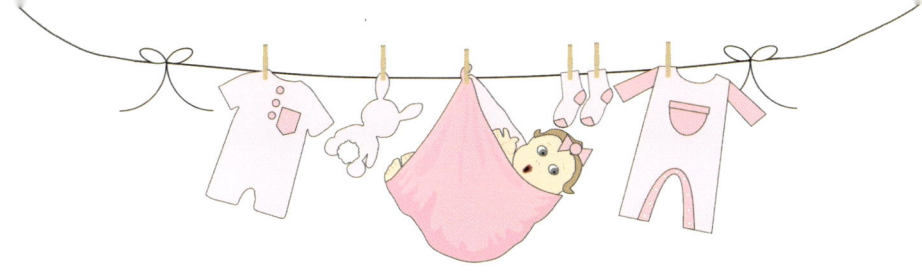

• 임신 38주차 | 남편의 출산용품 준비물 리스트(신생아 기념품)

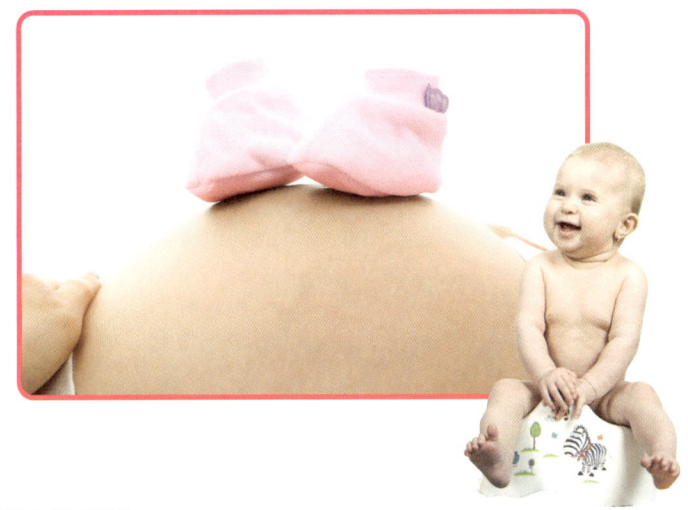

● **준비해야 할 것들**

배냇저고리, 기저귀, 아기 욕조, 체온계, 목욕타올 3개, 물티슈, 가제손수건 10장정도, 내복 5벌, 아기면봉, 손싸개, 신생아 손톱가위, 아기 샴푸 바디워시, 아기 비누, 아기 세탁용 비누, 이불.

● **사지 말아야 할 것들**

아기침대, 아기신발, 나무로 된 아기 식사의자(옮기고, 닦기 쉬운 플라스틱 아기의자를 사자), **속싸개**(아기가 잘 때 놀래는 것을 방지하기 위해서 속싸개를 구입한다. 그러나 큰 수건을 활용하여 몸을 감싸주면 된다. 사지 않아도 무방하다), **수유쿠션**(푹신푹신한 예쁜 일반 쿠션으로 대처하자).

Tip ★ 신생아 기념품

최근 신생아를 가진 젊은 부모들 사이에는 DIY 탯줄 도장 직접 만들기와 아기의 손발이나 엉덩이 조형물을 만드는 것이 하나의 트렌드로 자리잡고 있다.

중국에서는 아기가 태어나면 붉은 종이나 상자에 아기의 머리카락을 넣어 보관하는 풍습이 내려오고 있다.

태모필(胎毛筆)은 태어난 아기의 첫 머리카락으로 만든 붓이다. 도장(印), 그림(畵), 자수(繡) 등도 있다.

제대장(臍帶章)은 아기의 탯줄을 수정, 유리 등에 넣어 만든 도장이다.

수족인(手足印)은 아기가 갓 태어났을 때 손과 발을 본떠 만든 인장이다.

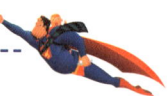

슈퍼맨 아빠의 센스 있는 말 한마디

"자기야,
미리 출산용품 준비하게 쇼핑하러 가요.
아기 내복은 5벌 정도 필요하데요."

• 임신 39주차 | 분만실은 대화의 장 (고무줄 자르듯이 탯줄 자르기)

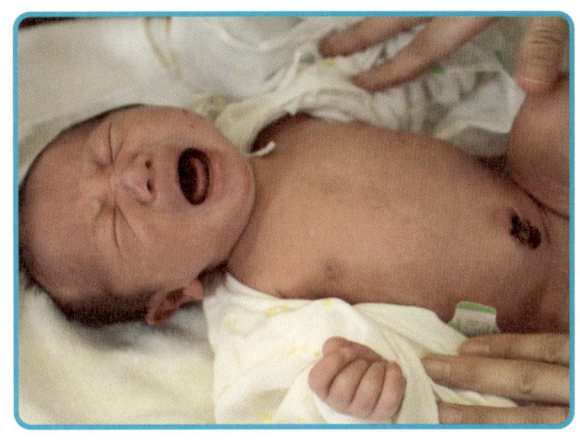

좋은 아버지는 어디서든지 가장 늦게 자고, 가장 일찍 일어난다.

—프랑스 격언

일본 여성과 결혼하여 아기가 생겼다.

예비 아빠로 임신, 출산, 태교, 부모의 역할 등 많은 책을 읽어보니 아빠의 입장보다는 엄마의 입장이 많았다. 아빠의 자격은 무엇이고, 어떻게 준비해야 하는지 알 수가 없었다. 그래서 나의 체험담을 육아일기나 사진으로 기록해야겠다고 생각했다.

임신 출산은 엄마 혼자 하는 것이 아니라 아빠와 함께해야 한다는 것은 확실하다. 임신 전, 임신 중, 출산 후에 아내와 이야기를 많이 했다. 주기적으로 태교, 임신 준비 교육을 받았으며, 마사지나 출산 강연에 참석하기도 했다. 그리고 아빠의 육아 일기를 쓰면서 10년 후에 아기에게 읽어주고 싶었다.

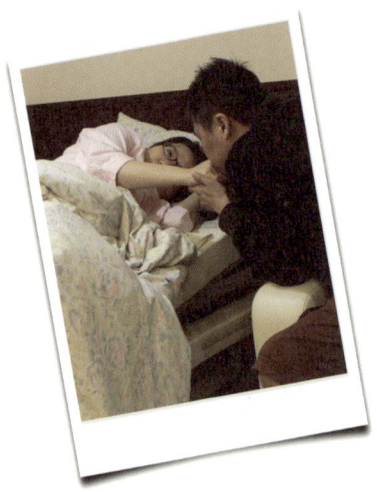

"꼭, 출산 전에 옆에 있어 줘야지"

아내는 출산하기 위해 친정엄마가 있는 일본 오사카로 출발했으며, 아기의 출산 예정일에 맞춰 나도 휴가를 내고 일본으로 떠났다. 아기가 태어나려고 진통이 시작되었다. 하지만 진통을 겪고 있는 아내를 옆에서 지켜볼 수밖에 없는 현실이 안타까웠다. 아빠가 되어 본 사람이라면 누구나 이런 마음을 가졌을 것이다.

"음~ 아하."

나의 왼손은 아내의 손을 잡고, 오른손으로는 땀을 많이 흘리는 아내에게 부채질을 해주었다. 우리는 함께 소리를 내며 호흡 조절을 했다. 6시간이 지났다.

"쉬이~(이를 악물며 들숨) 후우~(날숨)"

이렇게 6시간이 지나자 드디어 분만실로 들어갔다. 이때 신비하고 숭고하기까지 한 아기의 탄생 모습을 간직하고 싶어서 카메라를 설치했다.

조산원이 침착한 목소리로 아내에게 여러 번 반복하여 이야기했다.

"다리를 벌리고, 숨을 크게 들이마신 후 배 밑으로 힘을 주세요."

"음! 아하~ 호~"

진통이 거듭되고 분만이 지연될 때마다 조산원과 아내와 나는 이야기를 나누면서 마음을 안정시켰다. 이렇듯 분만실은 고통과 불안함이 가득한 공간이 아니라 대화의 창고였다. 여러 번 시도한 끝에 드디어, 그렇게도 기다리던 아기가 태어났다.

조산원과 의사의 손놀림이 빨라지기 시작했다.

"하야꾸 낏떼, 하야꾸 낏떼!"
"빨리 자르세요, 빨리 자르세요!"

아빠가 되고 처음으로 탯줄을 자르는 역사적인 순간이 되었다. 이 순간은 그동안 학습한 바에 따르면 곱창을 자르는 느낌이라고 했는데, 곱창보다는 덜 익은 특급 한우를 자르는 느낌이었다. 극도의 긴장감으로 손이 떨리고 머리가 하얗게 변하면서 아무런 생각이 나지 않았지만 난생처음으로 품에 안긴 우리 아기 모습을 보니, 예쁜 것보다는 두렵고, 떨리고, 무서웠다. 생각했던 것보다 너무나 조그맣고 여린 아기를 어떻게 안아야 하는지 그저 떨리기만 했다. 무엇보다 '떨어트리면 어떻게 하지?' 라는 생각이 제일 먼저 들었다.

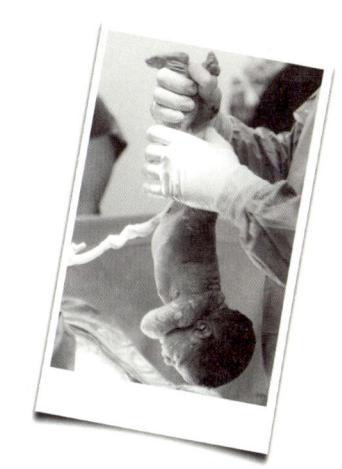

또한 갓 태어난 아기는 우리가 늘 사진에서 보아 오던 그런 하얗고 보드라운 살결의 고운 아이의 모습보다는 붉은 빛의 젖은 몸과 쭈글쭈글한 피부로 마치 에어리언 같다는 생각이 문득 스쳤다. 나뿐만이 아니라 이 세상에서 처음으로 아빠가 되는 남자들은 모두 이러한 생각을 하게 될 것이다.

"정말 우리의 아기인가?"

한 아기의 엄마가 된 아내의 가슴에 안겨 있는 모습을 보니 눈물이 저절로 나왔다. 그렇게 이 세상에서 날 아빠로 만들어 준 우리 아기가 한 달이 지나 한국에 도착했다. 지금도 그렇지만 아기를 보면 내 머리는 백지장처럼 하

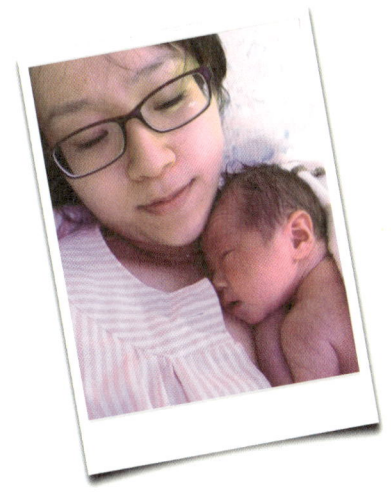

얗게 된다. 자연적으로 스트레스가 풀리는 것이다. 아빠가 되는 일, 생각보다 즐겁다.

"아들아,
인생은 하기 싫은 일과 힘든 일이 많단다.
어차피 피할 수 없는 힘든 순간이라면, 즐기면서 이겨내길 바란다.
즐기다 보면, 더 큰 것을 얻을 것이다.
함께 재미있게 만들어 가 보자."

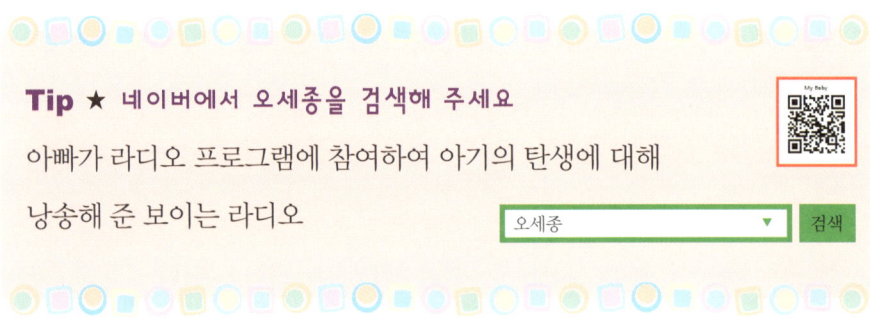

Tip ★ 네이버에서 오세종을 검색해 주세요
아빠가 라디오 프로그램에 참여하여 아기의 탄생에 대해
낭송해 준 보이는 라디오

슈퍼맨 아빠의 센스 있는 말 한마디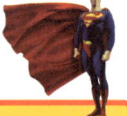

"내가 꼭 탯줄 잘라야지.
옆에서 아기 낳을 때 손 잡아 줄게요.
자기 옆에서 아기가 태어나는 것 지켜볼게요."

- **임신 40주차** | 세계가 놀란 한국 산후조리 음식

(초보 아빠의 전복 미역국 요리)

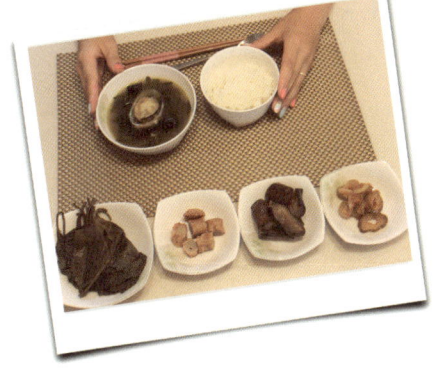

출산 후에 영양을 보충하고, 쉽게 먹을 수 있는 음식이 바로 미역국이다. 쇠고기 미역국도 좋지만, 전복 미역국을 먹는다면 임산부의 몸을 빨리 회복시킬 수 있다. 미역국은 다양한 재료를 넣어 산모가 싫증나지 않도록 정성들여 끓여주도록 하고 산모는 출산 후 하루에 1번 이상 꼭 챙겨서 먹자.

미역국은 칼슘과 비타민이 풍부하고 칼로리가 낮아서 만점 영양식으로 알려져 있으며, 출산 후 산모들의 자궁수축에 도움을 주며 지혈작용도 뛰어나 필수 식단에 포함되는 것이 바로 미역국이다. 더구나 모유수유를 하면 젖량을 늘리는데도 좋은 음식이 미역국이다. 미역국은 산모들의 다이어트 식단으로도 널리 알려져 있기 때문에 하루에 5번을 먹는 경우도 있다. 자신의 취향에 맞게 먹는 횟수를 조절하고, 기간도 조절하는 게 좋다.

최근에는 부유한 외국인 산모들이 우리나라의 산부인과와 산후조리원을 많이 찾고 있다. 일본의 인기 여배우인 마쓰야마 고유키의 한국 원정출산 소식이 일본과 한국에서 화제가 되었다. 그 만큼 출산 후 몸조리의 중요성으로 인하여 많은 외국인들이 한국에 와서 아이를 낳는 경우가 증가하고 있다는 것이다.

★ 이 세상에서 가장 맛있는 남편의 전복 미역국

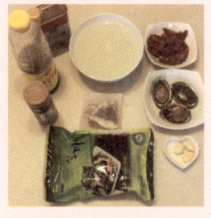

재료 : 3인분

쌀뜨물, 전복 3개, 미역 한 주먹, 다시다 팩(멸치, 새우 등의 천연 팩), 한우 한 주먹, 국간장 밥숟가락으로 2스푼, 참기름 2스푼, 마늘 3조각, 소금 약간.

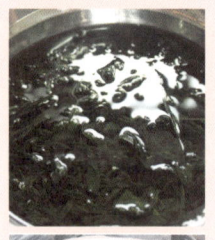

Step 1 미역은 찬물에 담아두고, 10분 동안 불린다. 불린 미역은 손으로 꽉 짜서 물기를 충분히 제거해 준다. 전복은 솔로 껍질을 깨끗하게 씻고, 숟가락을 뒤집은 후 밀어서 껍질과 분리시킨다. 전복 옆쪽에 있는 이빨을 제거하고 내장과 살을 먹기 좋게 썰어 둔다.

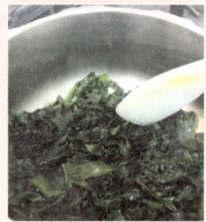

Step 2 냄비에 미역과 참기름을 2스푼 넣고, 3분 동안 볶는다.

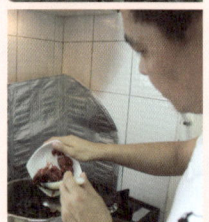

Step 3 2에 쇠고기를 넣고, 3분 동안 볶는다. 붉은 빛이 사라지도록 볶아 준다. 쇠고기와 미역이 타지 않도록 주의한다. 이때 쇠고기는 피 냄새를 제거하기 위해서 물로 한 번 헹군 후 사용한다.

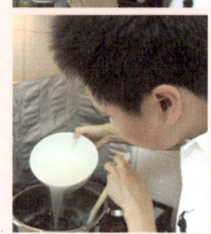

Step 4 쌀을 3~4번 씻은 후 마지막 물을 받아서 쌀뜨물로 사용한다. 볶은 재료에 쌀뜨물을 3인분(국그릇 절반 양으로 3번) 분량을 넣는다. 기름과 물이 만나는 순간이기

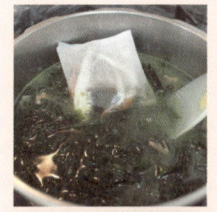

때문에 튀지 않도록 조심스럽게 붓는다. 만약 쌀뜨물이 부족하면 뜨거운 물을 부으면 된다.

 Step 5 다시마 팩을 넣고, 조금 저어 준다.

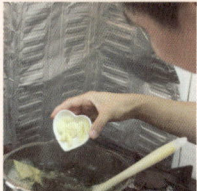

Step 6 끓으면 으깬 마늘을 넣고, 15분 동안 조린 후 국간장을 넣고 맛을 본다.

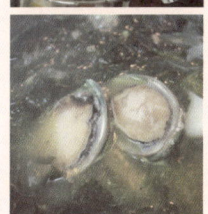

Step 7 손질한 전복을 넣고 끓으면 5분 후 소금을 넣고 간을 본다. 전복은 껍질을 분리하여 손질하는 것이 원칙이지만, 껍질과 표면을 깨끗하게 닦아서 그대로 넣어도 된다.

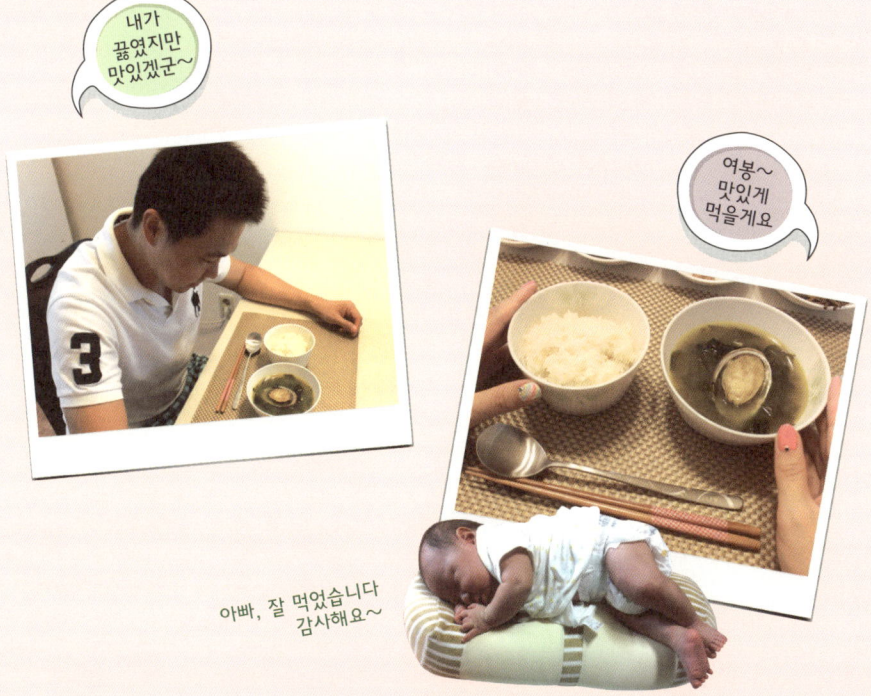

163

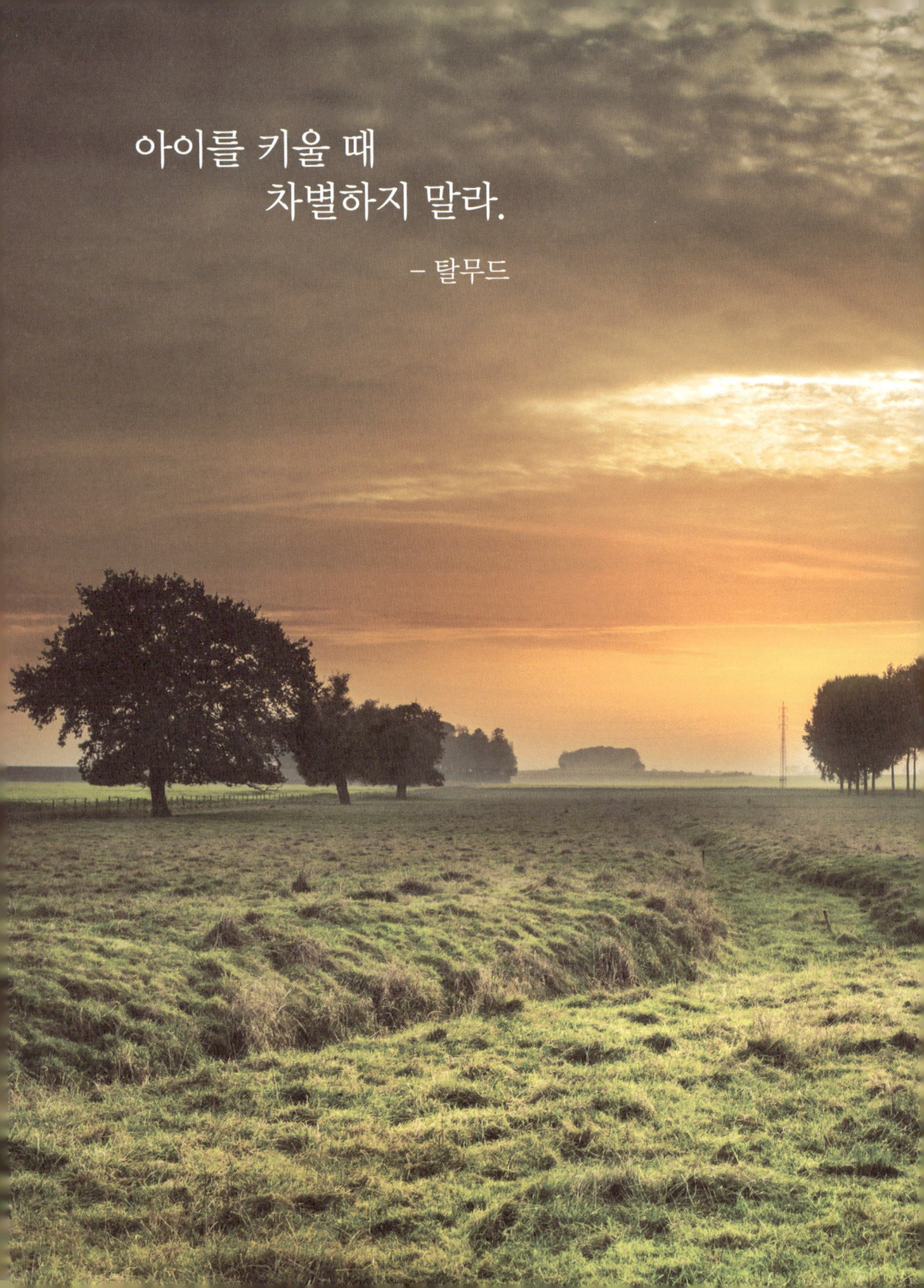

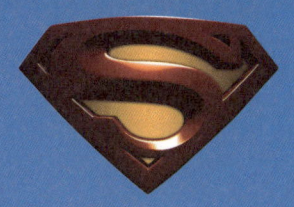

Chapter 3

출산 후
슈퍼맨이 돌아왔다

- 아빠의 100일 전략 프로젝트 -

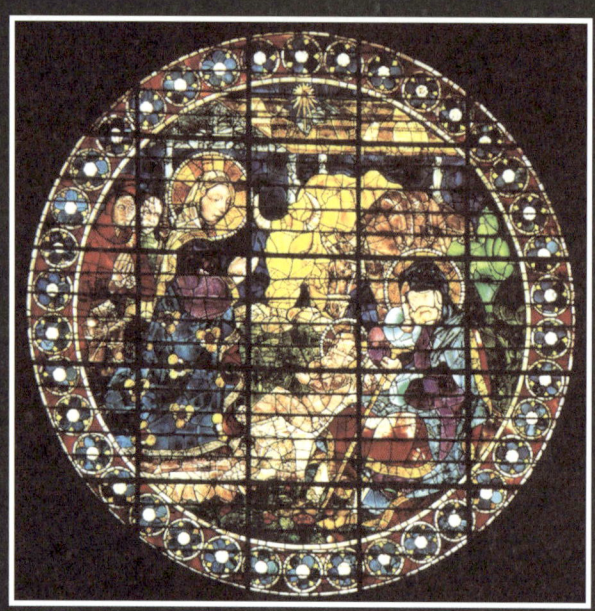
파올로 우첼로 〈위대한 탄생〉

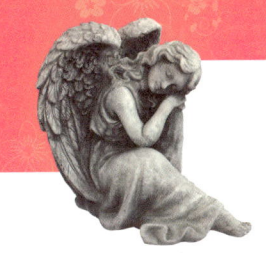

출산 후

• 출산 2주차 | 슈퍼맨 아빠와 함께 모유수유와 분유수유 성공하기

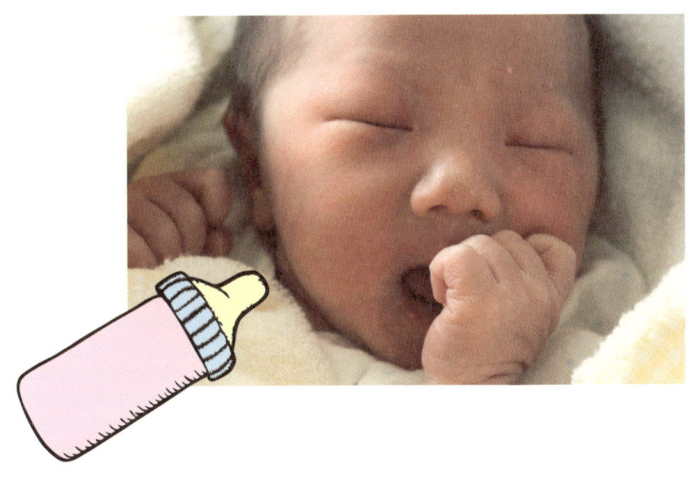

"선생님, 왜 모유수유를 해야 하나요?"

"모유수유(Breast feeding)는 영유아의 성장과 발육에 필요한 모든 영양분을 공급하는 가장 이상적인 식품이에요. 영양학적, 면역학적, 그리고 심리학적으로 인공수유보다 우수해요. 모유는 중추 신경계 발달에 필요한 콜레스테롤과 DHA가 풍부하게 들어 있어 아이의 성장 발육에 좋아요. 모유수유가 아이의 인지 능력을 발달시키고 정서적 안정을 높이고 사회성을 발달시키지요."

"세계적으로 모유수유를 권장하나요?"

"네, 맞습니다. 매년 8월 1일~7일까지 일주일은 세계 모유수유 주간이에요. 전 세계 24개국 모유수유권장운동 기구들의 협의체인 세계모유수유연맹(WABA)이 1992년에 유니세프의 협력 기구로 탄생하여 전 세계에 모유수유를 권장하고 있어요. '우리 모두 도와요, 엄마 젖 먹이기!(Breastfeeding Support-Close to mothers)'라는 슬로건으로 캠페인도 진행해요."

"큰 행사 같네요. 우리 아기도 모유수유를 꼭 할게요."

● 수유 과정

모든 일에는 순서가 있듯이 아기에게 젖을 먹일 때도 올바른 순서가 필요합니다. 특히 처음 수유를 하는 초보엄마의 경우에는 순서를 익혀서 소중한 아이에게 모유를 제대로 수유할 수 있도록 노력하는 게 중요하지요. 모유수유를 위한 순서는 다음과 같아요.

❶ 팔에 수건을 두른다.

아기 머리에 닿는 부분에 가제 수건이나 얇은 타월을 두릅니다. 아기 머리와 엄마의 팔에서 생기는 복사열을 방지할 수 있고 아기가 흘리는 땀도 어느 정도 흡수합니다.

❷ 젖을 한 방울 떨어뜨린다.

엄지손가락을 위로 하고, 네 손가락을 아래로 해서 손 모양이 C자가 되도록 유방을 잡고 젖꼭지를 아기 입에 대면 반사적으로 아기가 입을 벌려요. 이때 아기의 입에 젖을 한 방울 떨어뜨리면 젖 냄새를 맡고 아기가 쉽게 젖꼭지를 물어요.

❸ 젖을 물린다.

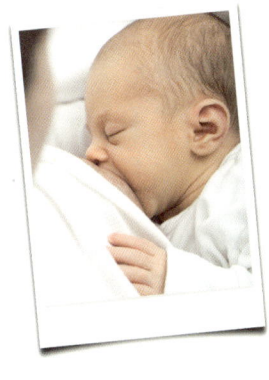

아기의 혀가 유륜을 충분히 감싸도록 깊숙이 유두를 밀어 넣어 줍니다. 젖을 물었을 때 아기의 코가 엄마의 가슴에 살짝 닿는 상태가 적당하답니다. 너무 가깝게 당겨서 아이 코가 납작해지지 않도록 살펴보는 게 좋아요. 한쪽 젖을 10~15분 정도 먹이는 것이 좋은데, 유선을 자극해서 젖을 만드는 호르몬과 젖을 분비하는 프로락틴 호르몬이 분비되려면 그 정도의 시간 동안 유방을 자극해야 하기 때문입니다.

❹ 젖을 뺀다.

젖을 빨고 있는 아기의 입 안은 진공상태에 가깝기 때문에 그냥 젖을 빼면 잘 빠지지 않습니다. 그렇기 때문에 손가락을 아기의 입 가장자리로 밀어 넣고 고개를 살짝 옆으로 돌리면 쉽게 뺄 수 있어요.

❺ 트림을 시킨다.

아기는 젖을 빨면서 공기도 함께 삼켜요. 이때 삼킨 공기를 트림으로 내보내면 속이 편안해지고 소화도 잘 된다고 합니다. 따라서 젖을 먹인 뒤에는 트림을 꼭 시켜주는 것이 좋아요. 트림을 시키기 위해서는 아기를 똑바로 세워 안은 뒤 등을 가볍게 툭툭 쓸어 내려주면 됩니다. 모유를 먹는 아이는 분유를 먹는 아기에 비해 트림을 적게 하는 편인데, 특히 밤중에 모유수유를 했다면 트림을 꼭 시키지 않아도 되지만 옆으로 몸을 돌려 눕히고 자도록 하는 게 좋습니다.

❻ 먹고 남은 젖을 짜낸다.

아기가 젖을 충분히 먹었는데도 젖이 남은 느낌이 든다면 모두 짜내는 게 좋습니다. 젖이 유방에 남아 있을 경우 새롭게 생성되는 젖의 양이 적어져서 결국 모유량이 줄 뿐 아니라 남은 젖이 유방에 고여서 유선염에 걸릴 수도 있기 때문입니다. 모유수유를 성공하려면 반드시 기억해야 할 사항이니 유념하세요.

❼ 가슴을 말린다.

젖을 다 먹이면 가슴을 내놓고 잠시 가슴을 말리도록 합니다. 미지근한 물로 가볍게 헹군 뒤에 물기가 남지 않을 만큼이라 생각하면 됩니다. 말린 뒤에는 수유패드를 착용하여 브라나 옷 위로 젖이 새어나와 더러워지는 것을 미리 예방하도록 합니다.

하루에 적어도 8회 이상 젖을 먹인다. 많이 부풀은 쪽을 먼저 먹이고, 10분 정도 지나 다른 쪽 젖을 먹인다. 아기가 스스로 그만둘 때까지 계속 물리는 것이 좋다. 젖을 먹이기 시작하여 약 5~6분간 나오는 전유에는 수분과 유당이 풍부하다. 후유에는 지방 함유량이 높고, 농축되어 있다. 전유와 후유의 불균형을 막기 위해서는 후유를 충분히 먹여야 한다.

● 수유 자세

❶ 안고 먹이는 자세(팔 바꿔 안고 먹이는 자세도 동일)

침대나 편안한 의자에 똑바로 앉고 베개 등으로 등과 머리를 지지하세요. 몸을 구부려 유방을 아기에게 가져가지 말고 아기를 유방 쪽으로 데려와요. 팔

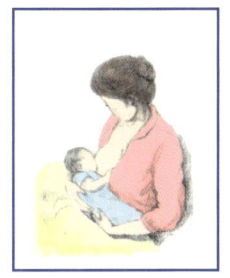
밑에 수유 베개나 쿠션을 두어 팔을 지지해요. 아기 몸이 엄마의 몸과 마주 보게 하여 아기의 입이 유두를 정면으로 물게 하면 좋아요. 이때 아기의 머리와 등, 엉덩이는 일직선이 되게 하여 수유하는 동안 아기가 유륜을 최대한 많이 물 수 있게 밀착해서 가깝게 안아줘요.

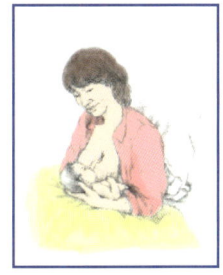
❷ 옆구리에 끼는 자세

배 주위에 압력을 주지 않아 편하며 쌍둥이를 수유하는 경우에 유용해요. 아기의 머리는 엄마의 무릎 위에 놓은 베개 위에 놓고 두 발은 등 뒤에 두어요. 엄마는 아기의 어깨를 받쳐주고 귀 밑의 머리 쪽을 잡아주면 편해요.

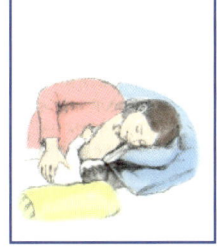
❸ 누워 먹이는 자세

출산 후 처음 며칠 동안 혹은 제왕절개 후 불편감이 많을 때, 혹은 밤에 수유하는 경우에 주로 하는 자세예요. 엄마의 등을 지지하도록 베개를 등 뒤에 두고, 아기도 엄마를 향하게 옆으로 눕힌 후 담요 또는 수건을 말아 등 뒤를 지지해요. 바닥에 놓이는 엄마의 팔은 올려서 아기 머리 위에 두거나 팔베개를 해줘요. 이때 아기와 엄마의 몸이 점점 멀어져 아기가 젖꼭지 끝만 물고 있지 않게 유의하여 유두가 헐거나 균열이 생기지 않도록 조심하세요.

Tip ★ 유두에 상처가 생기지 않게 하기 위해서는 다음 사항을 유의한다

아기가 입안 가득히 젖을 물게 해야 한다. 아기가 젖꽃판까지 완전히 물어서 빨면 젖꼭지는 입 안쪽의 기도에 가까이 닿고 혀는 아랫잇몸을 완전히 덮어 젖꼭지에 상처가 나지 않는다.

아기가 젖을 빨고 있을 때에 억지로 젖꼭지를 뽑아내려 하면 젖꼭지를 다칠 수 있다. 먼저 아기의 턱을 아래로 내리고 입술 모퉁이에서 잇몸 사이로 손가락을 밀어 넣는다. 그러면 아기의 빠는 힘이 약해져서 쉽게 젖꼭지를 빼낼 수 있다.

슈퍼맨 아빠의 센스 있는 말 한마디

"새벽에 잠 못 잤죠? 젖병 소독은 내가 했어요.
내가 분유 먹일 테니 좀 자요."

• 출산 4주차 | 잠자는 습관 만들기(화이트노이즈)

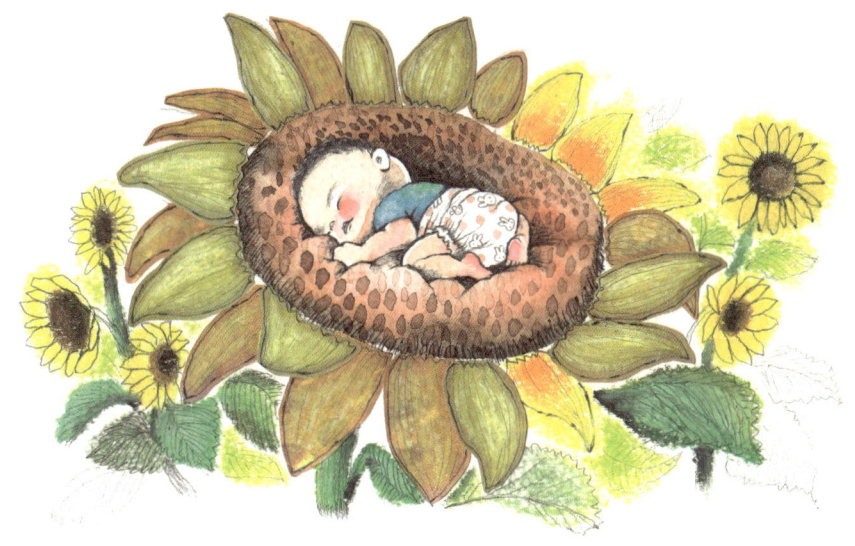

　2살 정도의 자녀를 둔 새내기 부모들에게 아이들이 가장 예쁠 때가 언제냐고 물으면 "잠잘 때"라고 이구동성으로 소리쳐 이야기한다. 애교나 웃어 줄 때보다 잠을 자고 있는 모습이라고 답하는 것이다. 그만큼 아기들은 부모들을 한시도 편하게 해주지 않고, 울고, 움직이고, 장난을 치기 마련이다. 오죽하면 웃거나 애교를 떨 때가 아닌, 잠들 때가 가장 예쁘고 좋다고 하겠는가? 그러나 막상 자고 있으면, 숨은 잘 쉬고 있는 지 여러 번 확인하는 것이 부모가 아닐까 싶다.

　어떻게 하면 소중한 내 아기를 쉽게, 그리고 잘 재울 수 있을까? 아기를 잘 재우려면 무엇보다도 잠자는 습관을 만드는 게 중요하다. 주기적으로 같은 시간, 같은 행동을 통해 아이에게 인식되도록 하고, 그러한 잠 재우기 스케줄을 통하여 환경을 만들어 주는 것이 좋다.

기상 : 8시
낮잠 : 12시~3시까지 놀아준다.
7시 : 저녁식사를 배부르게 먹인다.
8시 : 피곤하게 활동적으로 놀아준다.
9시 : 목욕을 시킨다.
10시 : 모든 불을 끄고, 항상 잠자는 곳에서 함께 자는 모습을 보여준다.

화이트노이즈(White-Noise)는 아기들이 엄마 뱃속에서 계속 듣고 자란 소리와 유사하다. 그래서 아기들의 울음을 그치게 하고 안정감을 주는 효과가 있는 것으로 잘 알려져 있다. 즉, 아기들이 엄마 뱃속에서부터 무의식적으로 기억하고 있는 소리를 들려줌으로써 마음의 안정을 찾고 울음을 그친다는 뜻이다.

진공청소기, 라디오, 드라이어, 비닐봉지의 바스락거리는 소리 등이 엄마 뱃속에서 경험한 소리와 비슷하다고 한다. 백색 잡음(White-Noise)은 집중력 향상, 두통 완화, 불면증 치료, 소음 감소, 스트레스 감소 등 다양한 효과를 보기도 한다.

Tip ★ 화이트노이즈 어플리케이션  아기달래는 물개 ▼ 검색

'아기달래는 물개' 어플리케이션 : 드라이어, 라디오, 샤워기, 진공청소기 4종의 화이트노이즈 어플리케이션

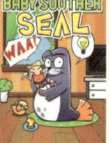

슈퍼맨 아빠의 센스 있는 말 한마디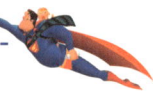

"자기야, 아기와 하루 종일 힘들었지? 좀 쉬어요. 내가 재울 게요."

• 출산 6주차 | 아기 이름 짓기(신생아 작명 잘하는 곳 추천)

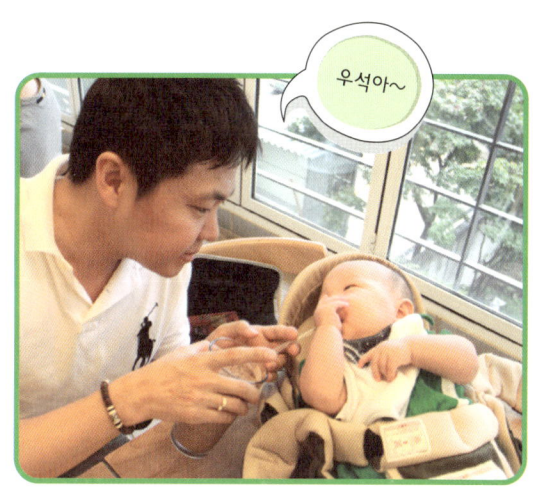

좋은 이름은 좋은 브랜드처럼 기억되어야 한다. 명품으로 만드는 과정이기도 하다. 정말 좋은 이름은 수백억의 재산보다 가치 있다고 생각한다.

첫째, 쉬워야 한다.
한 번에 기억하기 쉽고, 발음하기 쉬우며, 써놓았을 때도 보기 좋아야 한다.
둘째, 스토리를 부여해야 한다.
밝고, 희망찬 이미지를 느끼는 스토리를 부여한다.
셋째, 실증이 나지 않아야 한다.
그 시대에 어울리며, 현대적인 감각, 세련된 어감이면 좋다.
넷째, 세계화 시대에 맞게 선택한다.
영문, 일어, 중국어 등 외국어의 의미도 함께 찾아봐야 한다.

다섯째, 다른 사람과 차별화된 이름이어야 한다.

사람의 특성을 잘 살리며, 독특한 개성 있는 이름이 좋다.

여섯째, 동물 이름, 집기 이름에 들어간 글자는 피한다.

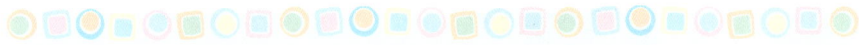

Tip ★ 이름 짓기　　　　　　　　　| 한국좋은이름연구소 ▼ | 검색 |

아기이름 작명소를 찾아서 문의를 하자.

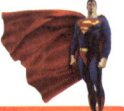

슈퍼맨 아빠의 센스 있는 말 한마디

"작명소에서 이름 2개 받아 왔어요.
어느 이름이 좋을까?
선택해 봐요."

• **출산 8주차** | 슈퍼맨 아빠의 스킨십 목욕 놀이와 기저귀갈기(66법칙)

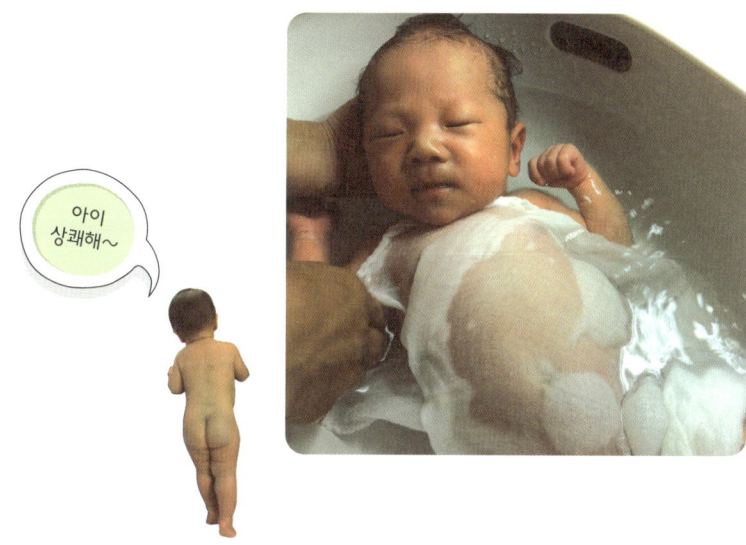

　피부접촉 육아법인 스킨십은 유아의 심신안정에 매우 필요하다. 그래서 엄마의 애정보다는 아빠의 포옹과 피부접촉이 중요한 것이다. 일본어로는 スキンシップ(skin + ship)이다. 살갗을 맞댐으로써 모정(母情)이 아이에게 전해지는 일을 뜻한다.

　아기가 좋아하는 스킨십이 있다. 안아주기, 목욕하기, 로션 발라주기, 발바닥 자극하기 등등. 아기는 가볍게 두드려 주거나 살결을 어루만져 주는 장난을 좋아한다. 또한 아기가 천장을 보고 누워 있을 때, 아기의 팔을 좌우로 벌렸다가 가슴 위에 얹어주는 자극을 좋아한다. 그리고 아기의 다리를 들어올려 자전거 페달을 밟듯이 천천히 움직여주는 운동도 좋아한다.
　가장 좋은 것은 아빠가 아기를 목욕시켜 주는 것이다. 10~15분의 목욕은 엄청난 스킨십을 불러일으킨다. 매일은 힘들어도 이틀에 한 번씩은 아기를 목욕시켜 주자. 강제로 시켜서 하는 것이 아니라 스스로, 자발적으로 해야 한다.

● **아기 아빠의 평일 스케줄(66법칙)**

항목	평일	소요시간
1순위	저녁식사 때 아기 밥 먹여주기	20분
2순위	이틀에 1번은 아빠가 목욕시켜 주고, 잠옷 입히기	20분
3순위	아침 첫 우유는 아빠가 먼저 일어나서 젖병에 우유 넣어주기	3분
4순위	주기적으로 똥 기저귀 갈아주기	3분
5순위	아기 잠재우기(아빠가 함께 자기)	20분
총 5개	피할 수 없다면, 즐겨라	총 66분

심리학자 해리 할로우(Harry Harlow)가 실시한 '원숭이 애착실험'이라는 놀라운 연구가 있다. 우유를 주지만 철사로 만들어진 엄마A와 우유를 주지는 않지만, 부드러운 수건으로 만들어진 엄마B 중 새끼원숭이가 선호하는 것은 과연 누구일까?

보통 우유를 주는 철사엄마A를 선호하는 것이 당연해 보였지만, 결과는 달랐다.

원숭이들은 우유를 먹을 때만 철사엄마에게 갔다가 하루의 거의 모든 시간을 부드러운 수건엄마B 옆에서 지냈다. 또한, 이들이 공포스러운 순간에도 당연하게 수건엄마B의 품으로 달려갔다. 수건엄마B를 없애고, 위협을 주자 공포로 굳어버리거나 손가락을 빠는 이상한 행동을 하기도 했다.

해리 할로우의 실험은 신체접촉이 단순히 살과 살의 마찰이 아니라 정서적, 인지적, 사회적 발달에 꼭 필요하다는 것을 증명해 주고 있다. 엄마는 먹을 것을 주는 사람이 아니라 스킨십을 하는 대상이기 때문에 아기들이 좋아하는 것이다. 사랑한다면 아빠가 아기를 목욕시켜 주고, 놀아주는 등 스킨십을 많이 하자.

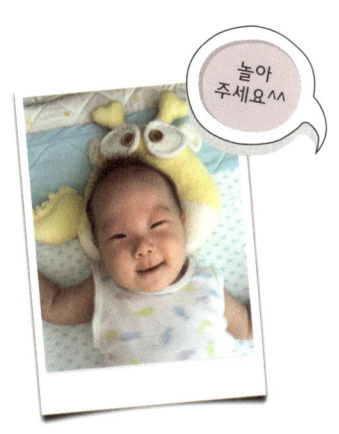
놀아 주세요^^

Tip ★ 원숭이 애착실험

`해리 할로우 '원숭이 애착 실험' ▼` 검색

체온이 느껴지는 피부 접촉, 사랑이 담긴 언어 사용, 아이와 30cm거리에서 눈 맞추기

심리학자 해리 할로우(Harry Harlow)의 '원숭이 애착실험' 동영상은 인터넷에서 볼 수 있다.

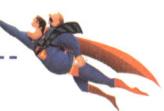

슈퍼맨 아빠의 센스 있는 말 한마디

> "오늘은 내가 목욕 시킬게요.
> 오늘은 내가 기저귀 갈아줄게요."

• **출산 10주차** | 우짱의 식탁 의자 구매하기(이유식 먹는 습관)

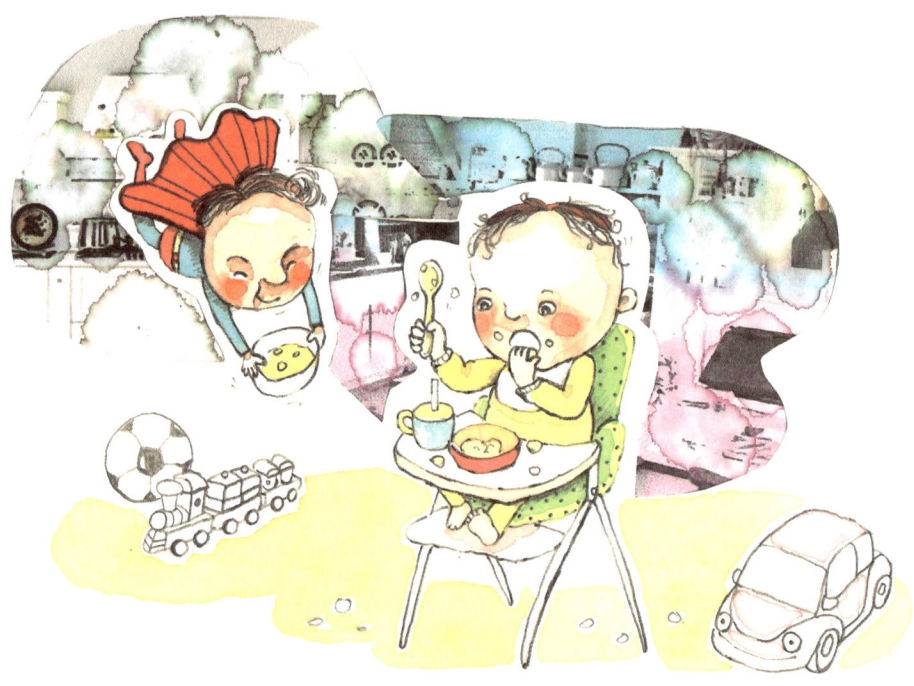

아기의 할 일은 잘 먹고(eat), 잘 자고(sleep), 잘 싸고(pee), 잘 노는(play) 것이다. 아기에게 한 가지라도 문제가 생기면 울음을 터트리고, 신경이 예민해진다. 같은 장소에서 같은 행동을 반복적으로 하면서 좋은 습관을 만들어 주는 것이 중요하다. 이유식 먹기 습관을 준비된 식탁의자에서 시작해 보자.

이유식은 한 곳에 앉아서 먹이며, 꼭 숟가락을 사용해서 먹인다. 그 이유는 음식을 먹는 습관을 들이기 위해서이다. 이유식 습관 들이기가 어렵다고 해서 달콤한 과자나 과일로 대체하려고 하지 마라. 그 달콤함은 순간을 해결할 수는 있지만, 나중에는 편식으로 이어질 수 있다. 또한 밥을 안 먹기 시작하면 더 힘들어진다. 엄마들이여, 처음만 강해지면 된다. 약해지지 말자.

엄마들의 고민은 이러하다.

"모유는 잘 안 먹고, 분유만 먹어요."

"분유보다 과일만 먹어요."

"골고루 잘 먹어야 하는데, 잘 안 먹어서 걱정이에요."

"간식만 먹고, 이유식은 안 먹어요."

결론은 놀이하듯, 재미있게 밥을 먹여야 한다는 것이다. 가끔 부모들이 먹는 밥을 호기심으로 아기에게 주는 행동을 한다. 어른들의 밥을 일찍 접하면 반찬의 달고 짠맛에 익숙해져서 편식이 생길 수 있으니 명심해서 꼭 조심하도록 한다. 또한 아기들은 치아가 없기 때문에 씹지 않고 삼키면 소화불량이 생길 수 있다.

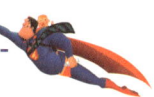

Tip ★ 이유식 주의사항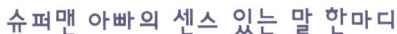

늦어도 6개월 차에는 이유식을 시작하라.

소금 간을 하지 말자.

이유식이 목에 걸려 숨이 막힐 수 있으니 눈을 떼지 말자.

슈퍼맨 아빠의 센스 있는 말 한마디

"이유식 만들어 주세요.
징그럽게 안 먹는 우리 아기 내가 밥 먹일 게요."

• **출산 12주차** | 주말에는 마음을 담아 엄마를 쉬게 하자

(카시트, 유모차, 1210법칙)

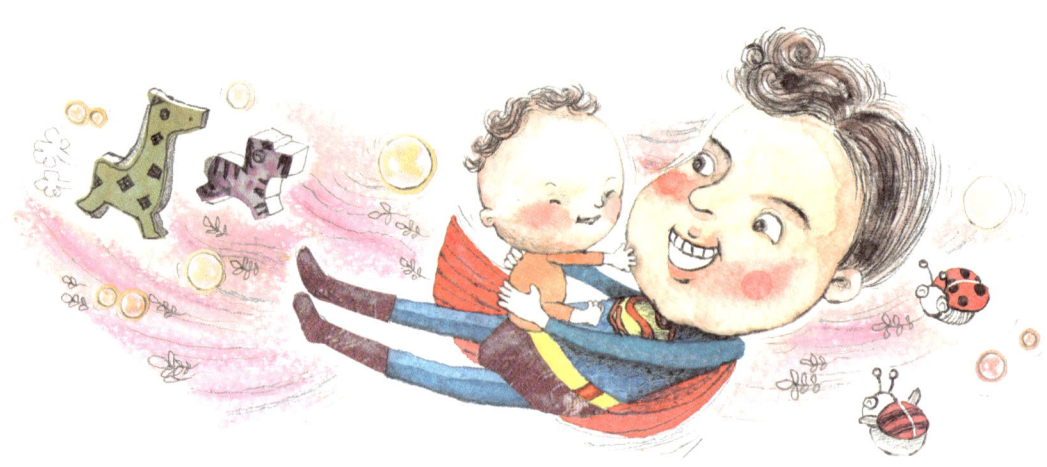

"아빠의 역할과 엄마의 역할 중 어느 것을 선택할 것인가?"

이렇게 주변 사람들에게 질문을 던지면, 그래도 아빠의 역할이 더 낫다고 주장하고 있다.

"어떻게 내가(아빠가) 아기를 보냐?"

아빠들은 1주일의 5일 정도는 회사에서 일을 하며, 아기의 존재를 잊기도 한다. 다른 사람을 만나서 이야기도 할 수 있다. 그러나 아기 엄마는 24시간 귀여운 아기를 보살피고 있다. 가끔은 좋겠지만, 매일 말도 안 통하는 아기와 생활한다면, 심한 우울증이나 무기력한 삶이 될 수도 있다. 이런 부분을 서로 극복

할 수 있는 방법으로 매월 스케줄을 짜서 재미있게 지내려고 노력하는 자세가 필요하다.

아기는 엄마, 아빠의 사랑을 함께 받으며 커야 하고, 함께 키워야 한다는 생각을 서로에게 인식시켜 줘야 한다. 5일 근무한 아빠의 회사 일과 엄마의 집안일과 아기 돌보는 일은 쉽지 않은 일이다. 서로 도우면서 주말을 알차게 지내보자.

아빠는 2~3시간만이라도 엄마에게 휴식시간과 자유시간을 준다면, 정말 유익한 주말이 될 것이다. 엄마 역시 많은 것을 바라지 말고, 2~3시간이라도 함께할 수 있는 것을 찾아보자.

엄마가 아빠에게, 아빠가 엄마에게 스케줄을 시작하거나 끝났을 때 감사 문자를 꼭 하도록 하라. 그리고 서로 마주보면서 고맙다고 이야기까지 해주면 더 좋다.

● 아기 엄마 아빠의 주말 스케줄(1210법칙)

주차	토요일	소요시간	일요일	소요시간
1주차	엄마 얼굴 마사지 샵 방문하여 관리	2시간	가족이 분위기 좋은 브런치카페 가기	3시간
2주차	아빠 책 읽기 및 도서관 가기	5시간	함께 대형마트 장보러 가기	2시간
3주차	엄마 염색과 웨이브를 위해서 미용실 가기	3시간	집 근처 공원에 유모차 밀며 산책	3시간
4주차	엄마 사우나, 운동 다녀오기	2시간	집에서 저녁 먹고, 후식(케이크, 과일) 먹기	2시간
총 4개		총 12시간		총 10시간

Tip ★ 카시트, 유모차 사는 방법　　`카시트, 유모차　　▼`　`검색`

미국연방도로교통안전국(NHTSA)에 따르면 카시트를 올바르게 사용하는 것만으로도 교통사고 사망률을 70% 이상 감소시킬 수 있다고 한다. 가까운 거리의 차량 이동이라도 카시트 착용을 생활화해야 한다.

슈퍼맨 아빠의 센스 있는 말 한마디

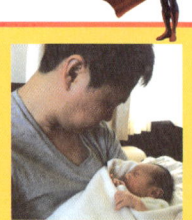

"주말인데 내가 아기 볼게요.
미용실이나 사우나 다녀오세요.
아니면 얼굴 마사지라도 받고 와요.
기분 전환하고 오세요."

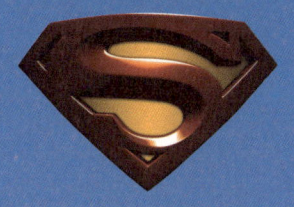

Chapter 4

해병대 군대 육아로
오 마이 베이비와
아빠, 어디가?

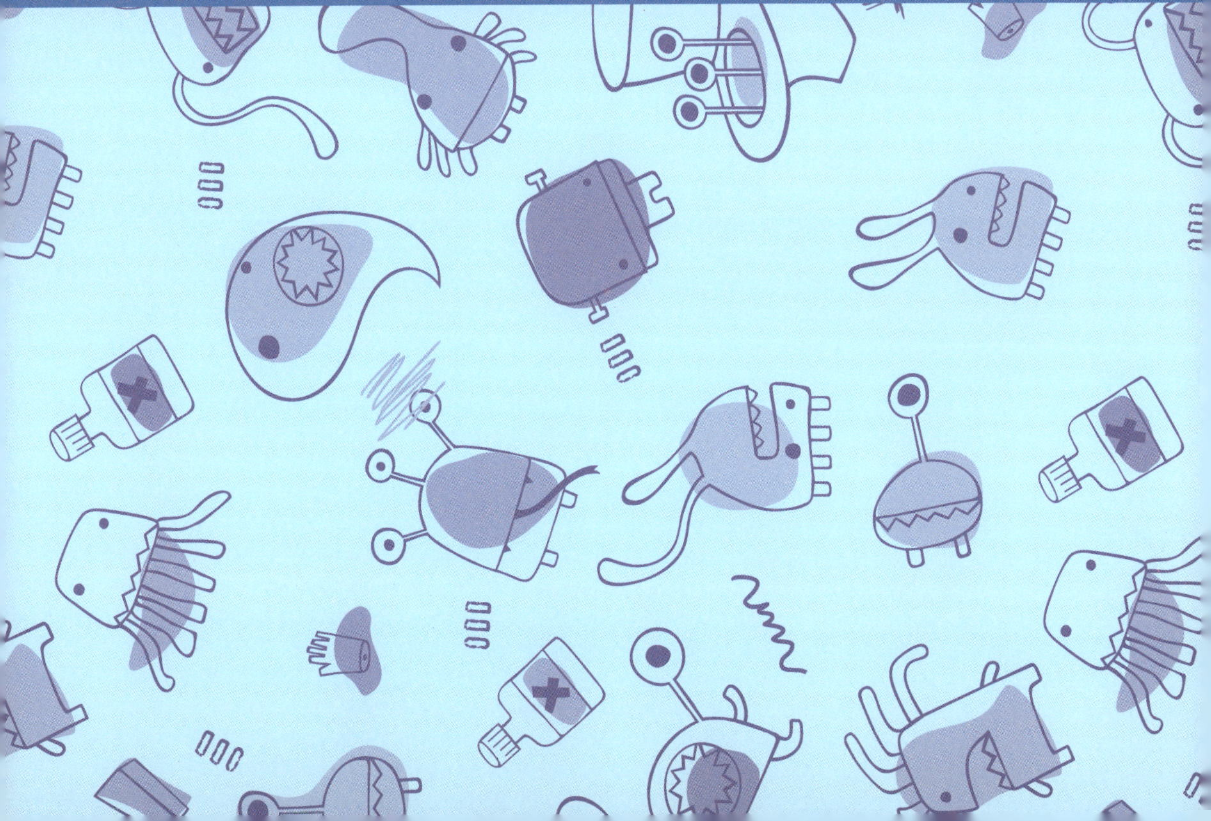

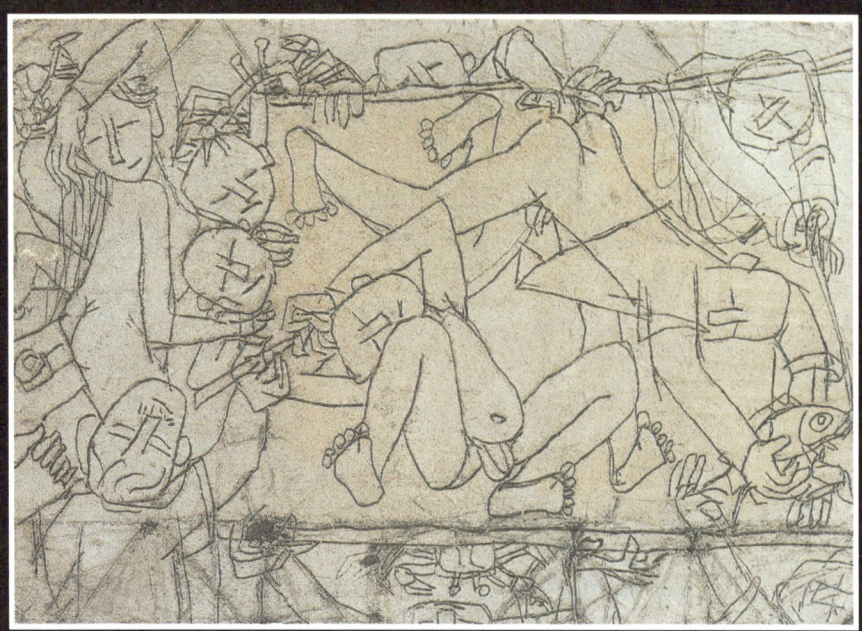
이중섭 〈가족에 둘러싸여 그림을 그리는 화가〉

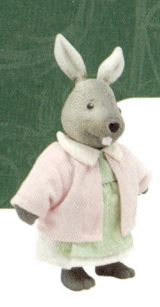

해병대 군대 육아

• **해병대 군대 육아 6개월차** | 가족과 주말 브런치 데이트

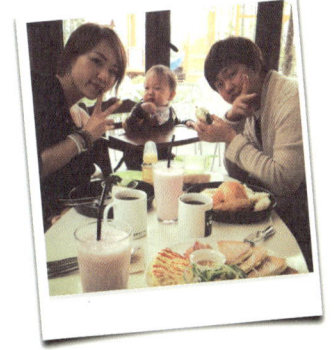

육군, 해군, 해병, 해병대 등 모든 군대는 주말에 개인생활을 하거나 종교 활동에 참여한다. 일요일에 성당, 교회, 절에 가면 군대 짬밥이 아닌 사제밥(사회의 가정식)을 먹을 수 있기 때문에 일요일마다 참석하게 된다. 아기를 키울 때도 동일하다. 엄마는 10개월 임신해서 6개월 24시간 키우고 있다. 군인보다 휴가와 휴식이 필요한 사람이 바로 엄마라는 것을 인식해야 한다.

아빠는 평일에 회사를 다니면서 사람을 만나고, 회식을 하기도 한다. 그러나 엄마는 5분 대기조와 같이 반복적인 생활을 하고 있다. 육아의 모든 일은 엄마가 책임을 지고 있다.

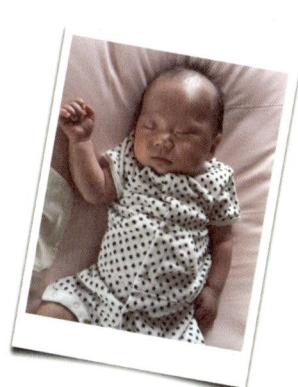

아기 엄마가 매일 말도 못하는 아기와 씨름한다는 것은 스트레스를 불러일으키고, 우울증을 유발시킬 수 있다. 그래서 아빠들은 힘들겠지만 퇴근 후라도 아기와 놀아주어야 엄마가 쉴 수 있다. 만약 평일에 도와줄 수 없는 상황이라면, 군대에서 일요일 종교 활동에 참석했듯이 아내와 함께 주말에 꼭 브런치 데이트를 하길 권한다.

"자기야, 평일 하루 종일 아기 돌보느라 힘들지? 주말에 분위기 좋은 곳으로 브런치 먹으러 가자."

이 말은 가족의 평화를 유지하는 말이며, 엄마의 스트레스를 감소시켜 주는 말이기도 하다. 또한, 엄마가 힘들다는 것을 알고 있으며, 아빠도 육아에 참여하고 있다는 것을 이야기해주는 것이다. 매주는 힘들겠지만 가끔 분위기 좋은 곳으로 나가자고 먼저 이야기해서 화기애애한 분위기를 주도하길 바란다.

브런치 메뉴가 중요한 것이 아니다. 우리가 반드시 기억해야 할 것은 브런치 식사 중에 아기의 식사와 돌봄은 아빠가 담당해야 역효과가 나지 않는다. 엄마가 분위기를 느끼고, 여유 있게 식사를 할 수 있도록 아빠가 아기를 돌보는 센스를 꼭 기억하자.

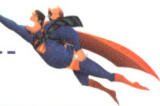

슈퍼맨 아빠의 센스 있는 말 한마디

"자기야, 아기 보느라 힘들지?
이번 주는 분위기 좋은 카페에서 브런치 먹어요."

• 해병대 군대 육아 12개월차 | 돌잔치 행사보다 가족 식사와 사진 찍기 놀이

군대에서 유격훈련이나 해병대 상륙기습훈련(IBS: Inflatable Boat Small)을 참여할 때면 카메라를 지참하여 사진을 찍기도 한다. 상병이나 병장이 되면 훈련하는 모습을 카메라에 담아서 전역 앨범 작업에 사용한다. 육아도 동일하다. 1주년, 2주년, 3주년 등등 매년 기념일로 가족사진을 찍고, 앨범으로 만들면 좋은 가족 히스토리를 남길 수 있다. 앨범뿐만 아니라 달력으로 만들어서 양쪽 부모님께 선물하면 더욱 좋다.

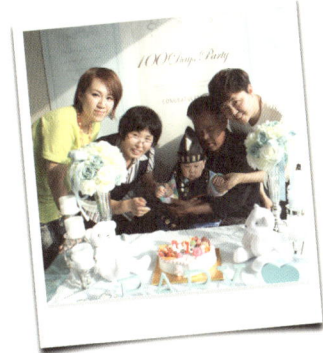

한국에만 있는 1주년 돌잔치는 아기를 위한 것인지, 가족을 위한 것인지, 부모님을 위한 것인지 알 수가 없다.

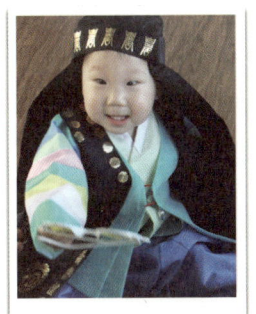

돌잔치를 준비하려면 장소 섭외, 답례품, 사진 찍기, 카드제작, 떡 제작 등등 할 일이 많다. 결혼 청첩장을 보낸 지 2년이 지난 후 바로 돌잔치까지 회사 동료, 친구, 선후배들에게 부담을 줄 수밖에 없는 행사가 바로 돌잔치이다. 그래서 반드시 치러야 하는 행사는 아니라고 생각한다.

이러한 행사 대신에 가족끼리 간단한 식사를 진행하고, 기념사진으로 대처한다면 의미 있는 돌잔치가 될 수 있다고 생각한다. 어떤 연예인은 돌잔치 비용만큼 불우이웃을 돕는 데 사용하여 뜻 깊은 일을 만들어 간다고 한다.

"자기야, 우리는 돌잔치 하지 말고, 간단한 가족 식사와 사진 찍기 놀이하자. 내가 직접 우리 아기를 찍어주고 싶어."

"그래. '아기셀프촬영' 장소가 있어서 우리 가족의 자연스러움을 담을 수 있다고 들었어."

"응. 셀프라서 비용도 저렴하고, 재미있다고 해. 테마별 촬영 장소와 의상을 빌려준데."

"어떤 스타일로 찍을지 계획해 보자."

아내와 함께 공동 목표가 생기면 그 목표를 준비하는 동안 설레고, 재미있다. 바로 여행과 동일한 기쁨을 느낄 수 있다. 여행하는 동안에도 재미있지만, 여행을 계획하고, 준비하는 시간이 더 재미있는 것처럼 말이다.

2시간 동안 아마추어 사진작가 슈퍼맨 아빠와 아마추어 패션디자이너 엄마가 우리 아기를 예쁘게 입히고, 찍어주었다. 아직 아기가 어려서 그런지 오랜 시간을 투자하여 원하는 만큼 찍을 수는 없었지만, 좋은 추억이 되었다. 지금의 자연스러운 모습을 간직한다는 것이 가족 이벤트로 안성맞춤이다. 이렇게 가족의 역사를 만들어 가는 것이 아빠의 일이며, 가족의 웃음을 만들어 가는 과정인 것 같다. 이렇게 찍은 사진으로 앨범을 만들어서 양쪽 부모님께 선물하고, 달력을 만들어서 인테리어로 활용하니 좋은 추억이 되었다.

슈퍼맨 아빠의 센스 있는 말 한마디

"매년 새로운 테마로 가족사진을 찍고, 달력도 만들어 보는 것은 어때요?"

• **해병대 군대 육아 14개월차** | 아들 우짱, 아빠를 부르고 찾는다

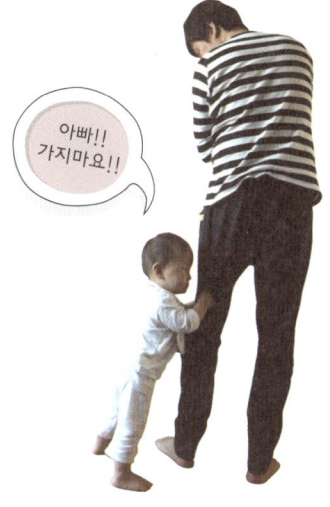

아빠!! 가지마요!!

군대에서 고된 훈련이 끝날 때면, 조교나 교관이 '어머니 은혜'를 부르게 한다. 이때는 콧물, 눈물이 다 흐른다. 그동안 함께 했던 추억이 생각나고 그리움과 미안함이 교차하기 때문이라고 생각한다.

아들 우짱이 엄마보다 아빠를 부르고, 찾는 이유와 비슷하다. 밥을 먹여주고, 목욕을 시켜주고, 레슬링을 하면서 놀아주고, 사랑을 주기 때문이다. 가장 큰 이유는 아기가 한 번 더 웃을 수 있도록 촉매역할을 하는 존재가 아빠라는 것을 인식하고 있는 것 같다.

아침에 눈을 뜨자마자 '아빠'를 부른다. 혹시 다른 방에서 옷을 갈아입고 있으면 아빠를 찾아서 오고, 퇴근하면 '아빠'를 외치며 안아달라고 소리친다. 아기는 아빠와 대화를 제대로 할 수는 없지만, 몸과 뇌로 기억하고 있다.

아기 행동에 대한 것은 아기이기 때문에 인정을 한다. 그러나 아기와 눈을 마주치며 이야기를 할 때는 말이 통하지는 않지만, 어른과 동등하게 바라보고 이해하려고 노력하고 있다. 특히, 아기의 몸짓과 행동에 반사적 오버액션으로 몸과 소리로 표현할 때 웃음을 이끌어 낼 수 있다.

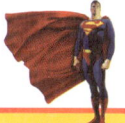

슈퍼맨 아빠의 센스 있는 말 한마디

"아기의 몸짓과 말에 대해서 아빠는 감탄사와 오버액션으로 즉각 표출하라."
(우와~, 까꿍, 짜잔~, 어훙, 이야~, 야호 등등)

• 해병대 군대 육아 17개월차 | 어린이집 단체 생활로 엄마를 지키자

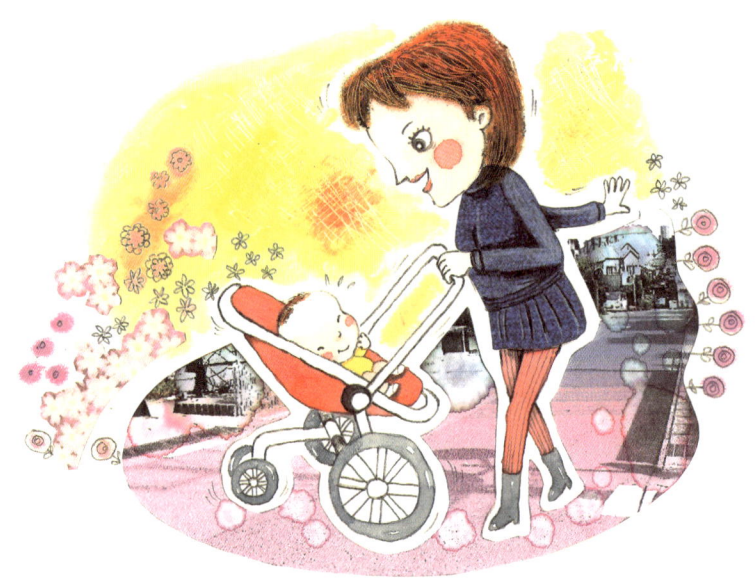

　해병대 입대 후 포항 훈련병 시절에는 동기끼리 모여 있기 때문에 눈치를 보지 않고 재미있게 지낼 수 있다. 그러나 훈련병 시절이 끝나고 자대에 배치되어 단체 생활을 시작하면 선임, 후임, 간부 등등 회사 조직과 비슷하게 운영되고 있음을 느끼게 된다. 거기서 처음으로 조직생활에 대해 배우게 된다. 이처럼 아기도 1년이 지나면 단체생활에 적응을 해야 한다.

　이를 때면 엄마, 아빠, 아기 모두 WIN-WIN할 수 있는 어린이집 단체생활을 신청해야 한다. 아기의 단체생활은 본인의 표현력을 성장시키며, 사회성을 길러준다. 엄마는 혼자만의 시간을 갖고, 운동을 통하여 몸

을 관리할 수 있다. 즉, 엄마는 충전이 가능해지는 것이다. 또한 아빠는 엄마가 아기 외의 것에 관심을 갖기 때문에 우울증 걱정에서 조금이나마 벗어날 수 있다.

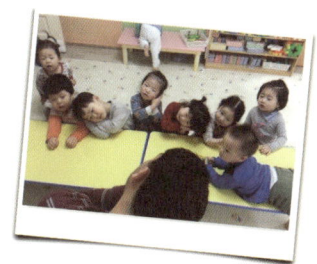

아내에게 문화센터나 요리학원을 통해 배움을 권장하면 좋다. 이때는 아기도 중요하지만, 엄마를 챙겨야 할 시기이다. 10개월 동안 임신하고, 1년 이상 아기와 24시간 있으면, 우울증이 생길 수도 있기 때문이다.

'내가 아기를 낳기 위해서 태어났나? 나는 뭐지? 왜 남편은 안 도와주고, 나만 아기를 키우지?'

이런 부정적인 생각이 많이 든다. 이때 아빠의 현명한 처신이 요구된다.

"아기는 어린이집에 보내자. 다음 달부터 요가, 요리학원, 헬스장, 수영장, 댄스학원 등 마음에 드는 곳에 다녀보자."

또는 "마사지나 미용실 다녀와요."라고 말할 수 있어야 한다.

지금은 말하기 힘들지만, 앞으로 부부관계나 가족관계를 위해서 큰 디딤돌이 되는 말이다. 꼭 이야기해 주고, 엄마가 아기 이외에 것에 관심을 갖도록 환경을 만들어 줘야 한다.

슈퍼맨 아빠의 센스 있는 말 한마디

"자기야, 아기가 말을 조금 할 수 있으니 이제는 어린이집에 보내요.
다음 주 집 근처에 있는 어린이집에서 상담 받기로 했으니 같이 가요.
자기도 2~4시간 정도는 쉬어야죠.
이태리 요리학원과 헬스 신청했으니 스트레스 풀어요."

• **해병대 군대 육아 22개월차** | 할아버지, 할머니와 놀이동산 체험

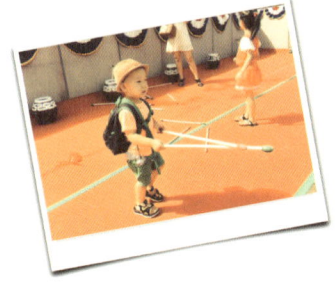

군대에서는 누군가 면회를 온다는 것은 휴가만큼 설레고, 기대된다.

아기도 엄마, 아빠가 아닌 새로운 사람을 만나기를 좋아한다. 아기에게 할아버지, 할머니는 자기를 좋아하고, 사랑해 주는 사람이라는 걸 본능적으로 느끼게 하며, 먹을 것을 주고, 재미있게 놀아주는 대상이라고 기억하고 있다. 물론, 할아버지, 할머니도 아기와 함께 지내고 싶어 한다.

그래서 할아버지, 할머니, 엄마, 아빠, 아기가 함께 놀이동산을 방문하는 것은 모두에게 인상 깊은 추억을 만들어 줄 수 있다. 주말에는 사람이 많기 때문에 평일에 휴가를 내고, 함께 방문하면 즐거운 시간을 보낼 수 있다.

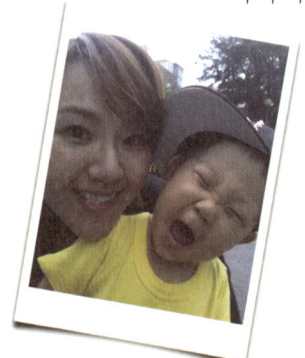

사파리 구경, 회전목마, 퍼레이드, 물개쇼, 원숭이쇼, 서커스 등등 환상의 나라에 온 것처럼 마음껏 뛰놀고, 웃을 수 있다.

"자기야, 부모님께 효도하자. 평일에 휴가 내서 놀이동산 가자."

"OK! 좋아. 부모님, 정말 좋아하시겠다."

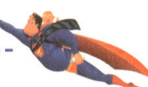

슈퍼맨 아빠의 센스 있는 말 한마디

"할아버지, 할머니에게 좋은 추억을 만들어 드리자.
휴가 내서 놀이동산 가는 건 어때요?"

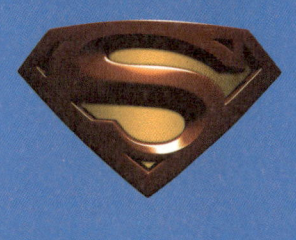

부록

- 다문화 가정 슈퍼맨 아빠들의 임신 태교 출산 육아 체험 수다
- 슈퍼맨 아빠의 자격 40가지 키워드 체크 리스트(O, X)

우리가 보고 싶은 것은 지식을 탐구하는 아이들이지 아이들을 탐구하는 지식이 아니다.
―버나드 쇼

다문화 가정 슈퍼맨 아빠들의 임신 태교 출산 육아 체험 수다

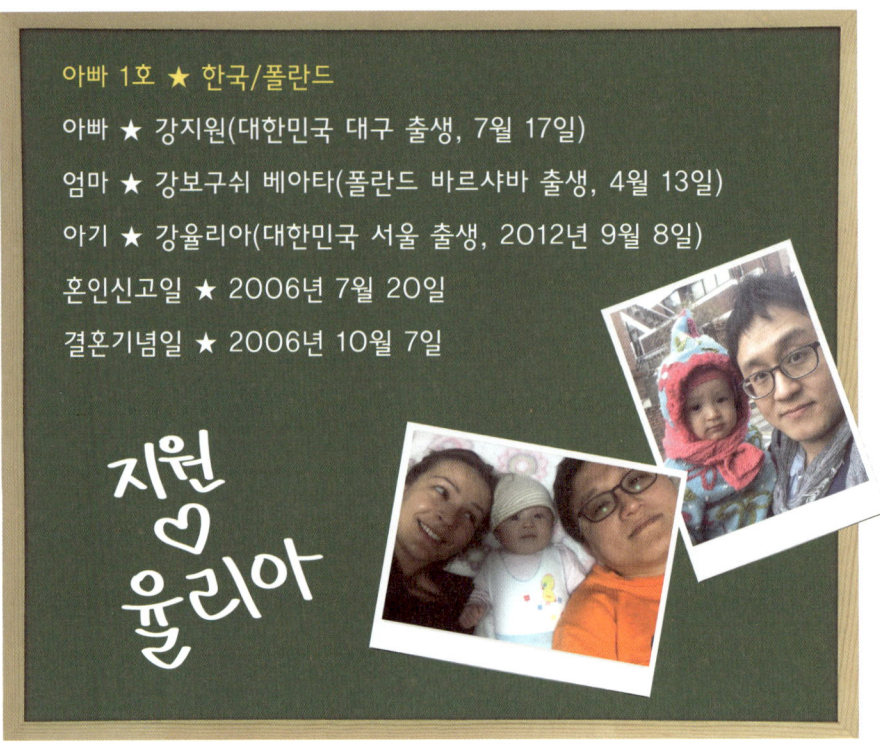

아빠 1호 ★ 한국/폴란드
아빠 ★ 강지원(대한민국 대구 출생, 7월 17일)
엄마 ★ 강보구쉬 베아타(폴란드 바르샤바 출생, 4월 13일)
아기 ★ 강율리아(대한민국 서울 출생, 2012년 9월 8일)
혼인신고일 ★ 2006년 7월 20일
결혼기념일 ★ 2006년 10월 7일

1) 아빠로서 가장 감동적인 순간은 무엇이 있나요?
아기가 나에게 몸을 완전히 기대서 안길 때

2) 엄마가 임신 중 아빠와 함께한 태교는 무엇이 있었나요?
아내에게 가능한 한 스트레스를 주지 않으려고 노력했다. 아내의 손, 발, 어깨, 머리 마사지를 자주 해주었다.

3) 임신하고 가장 힘들었을 때는 무엇이었나요?

아내는 입덧을 하지 않았는데, 감정 기복이 가끔 있었다. 늦게까지 일을 하고 있는데 울면서 전화한 아내의 목소리를 듣고 놀래서 집에 간 적이 있다. 그때 아내는 그냥 눈물이 나왔다고 말해 당황했다.

4) 아기가 태어날 때 함께 있었나요? 아빠는 무엇을 했나요?

분만실 밖에서 기다리고 있으려고 했는데, 아내가 너무 힘들어 해서 옆에 있다 보니 얼떨결에 아기가 태어날 때 함께 있게 되었다. 그때 한 일이라고는 아내 이마에 송글송글 맺힌 땀을 닦아주고, 손을 잡아주는 것밖에는 없었지만, 남편으로서 힘이 되고 싶었다.

5) 아기가 태어난 후 엄마를 쉬게 해준 방법이나 행동이 있나요?

솔직히 뭔가 하고 싶은데, 아기가 엄마가 곁에 없으면 울면서 격한 반응을 보였기 때문에 둘만의 시간을 가지기 힘들었다. 조금 성장한 후에는 주말에 둘이 공원에 나가서 1시간 정도 시간을 보내곤 했는데 그마저도 겨울이 오는 바람에 힘들었다. 가끔 아내가 늦게 퇴근하는 날은 내가 어린이집에 가서 아기를 데려오는 정도밖에 못 한다.

6) 아빠가 아기에게 어떤 놀이를 하면 가장 좋아했나요?

서재에 전자피아노가 있는데, 아기가 피아노 치는 걸 좋아한다. 정확히 표현하자면 막 두드리는 수준이긴 하지만, 하루에도 몇 번씩 피아노랑 노는 걸 보면 무척 좋아하는 것 같다. 그리고 내가 피아노를 치고 있으면 볼륨을 줄였다 높였다 하고 멀티탭을 켰다 껐다 하면서 방해하는 것도 좋아하는 것 같다.

7) 아빠와 아기의 스킨십은 무엇이 있나요?

나는 아기를 안고 얼굴 비비는 걸 무척 좋아하는데 아기는 별로 좋아하지 않는 것 같다. 내가 어렸을 때 목말 타는 것을 좋아했기 때문에 가끔 아기에게도 목말을 태워주는데, 어렸을 때는 무서워하더니 요즘은 조금씩 즐기는 것 같다.

8) 임신 태교 출산과 육아에서 아빠의 도움이 정말 필요하다고 생각합니까? 그 이유는?

하나보다는 당연히 둘이 낫고, 특히 아기가 걷기 시작하면서 행동반경이 넓어진 이후로 아빠의 역할이 중요하다고 생각한다. 싱글맘들은 도대체 어떻게 애를 돌보면서 회사까지 다니는 건지 신기할 정도이다.

9) 엄마에게 하고 싶은 말?

항상 미안하고 또 고마울 따름이다. 여러 가지 일로 늦게 퇴근하는데 단 한 번도 거기에 대해 불만을 얘기하지 않는 게 고맙다.

10) 이런 가족이 되고 싶다. 하고 싶은 말?
서로 친구 같은 그런 가족이 되고 싶다.

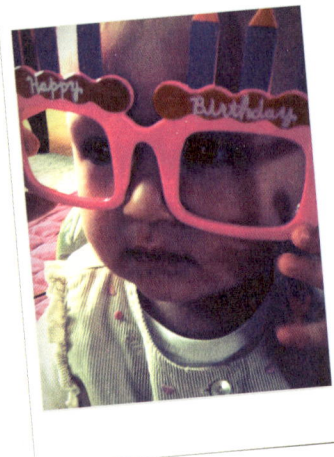

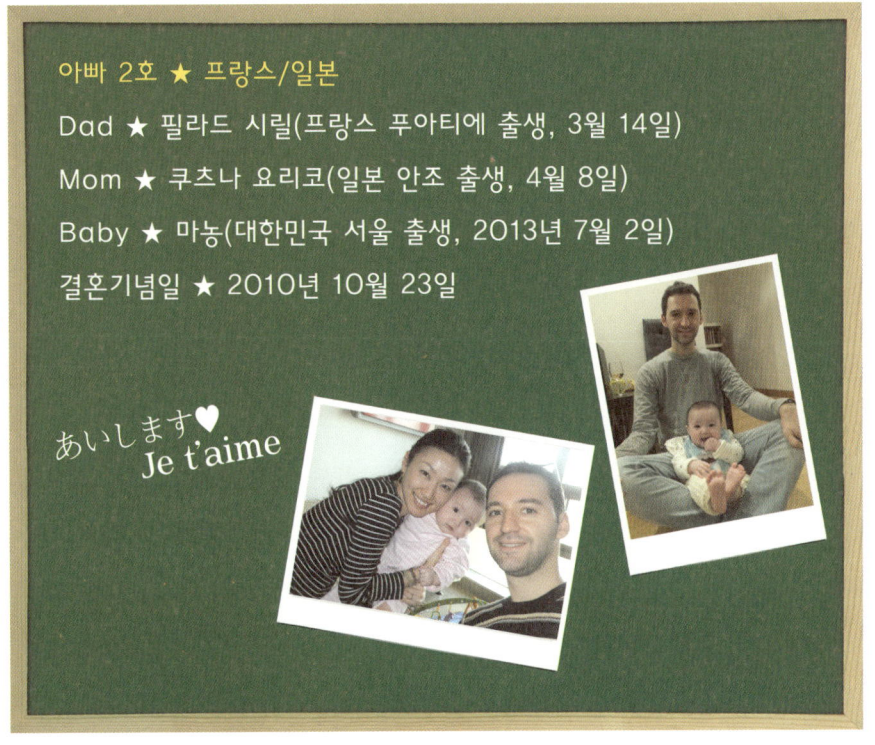

1) 아빠로서 가장 감동적인 순간은 무엇이 있나요?

딸이 "아빠"라고 부르고, 안아 주면서 웃어 줄 때, 가장 감동적이다. 세상을 다 가진 느낌이다.

2) 엄마가 임신 중 아빠와 함께한 태교는 무엇이 있었나요?

아기 엄마의 신체적인 변화에 대해서 이야기하고, 즐기려고 노력했다. 또한 아기의 성장과정을 보고, 듣고, 느끼기 위해서 병원 방문은 부부가 함께 갔다. 아기의 초음파 검사 시간은 마치 마법의 전주곡처럼 들렸다. 검사 시간은 출산만큼 매번 행복했다.

3) 임신하고 가장 힘들었을 때는 무엇이었나요?

우리 가족은 모두 한국에 살고 있는 외국인이다. 집을 마련하고, 이사하는 것이 가장 스트레스를 많이 받았다. 외국인이라서 도움을 얻거나 도움을 요청할 수 있는 여건이 안 되었던 것이 가장 힘들었으며, 두려웠다.

만약, 아내의 나라인 일본, 나의 나라인 프랑스에서 아기를 낳았다면 여기에서보다는 덜 힘들었을 것이다. 역시 외국에서 아기를 낳는다는 것은 정말 힘든 일이다. 한국말에 서툴렀기 때문에 더욱 힘들었던 것 같다.

4) 아기가 태어날 때 함께 있었나요? 아빠는 무엇을 했나요?

병원에서 아내와 밤새도록 함께 있었다. 내가 아니면 아내를 보살펴주거나 돌볼 사람이 없었기 때문에 더욱 절실했다. 부부가 함께여서 아내의 고통을 조금이나마 덜어 줄 수 있었다. 옆에서 손을 잡아주고, 돌봐주었다. 아내를 믿고, 기다린 결과 건강한 아기가 태어날 수 있어서 기뻤다.

태어난 순간을 모두 기록했다. 이 기록은 나의 첫 번째 보물이 되었다.

5) 아기가 태어난 후 엄마를 쉬게 해준 방법이나 행동이 있나요?

퇴근 후 아기와 놀아줬다. 주말에는 음식 쓰레기를 치우고 설거지를 하는 등 가사에 참여했다.

6) 아빠가 아기에게 어떤 놀이를 하면 가장 좋아했나요?

프랑스 동요를 무척 좋아하고, "후후~" 불면 날아다니는 비닐 봉투 놀이를 좋아한다. 특히 내가 안고, 집 주위를 산책하는 것을 아주 즐거워했다.

7) 아빠와 아기의 스킨십은 무엇이 있나요?

아기와 함께 목욕을 하고 침대 위나 바닥에서 레슬링을 가끔 한다.

8) 임신 태교 출산과 육아에서 아빠의 도움이 정말 필요하다고 생각합니까? 그 이유는?

아내가 남편에게 사랑을 받고 있다는 것을 표현하는 것이 정말 필요하다. 임신했을 때 많이 들어주고, 이해해 주고, 함께하는 것을 즐거워해야 한다. 그것이 최고의 육아 방법인 것 같다.

9) 엄마에게 하고 싶은 말?

아내 없는 인생은 생각조차 하고 싶지 않다. 내가 존재하는 이유이다. 우리 아기가 엄마, 아빠 없이 존재하지 않는 것처럼 나 역시 아내가 있어야 한다. 앞으로의 우리 미래를 예측할 수 없다. 마치 7년 전 우리가 만났을 때, 아기의 미래를 상상하지 못한 것처럼 말이다. 지금 소중한 이 순간순간을 함께하기를 바란다.

10) 이런 가족이 되고 싶다. 하고 싶은 말?

항상 건강한 가족과 웃음이 넘치는 가족이 되기를 희망한다. 가족 모두 같은 목적을 가지고 살았으면 좋겠다.

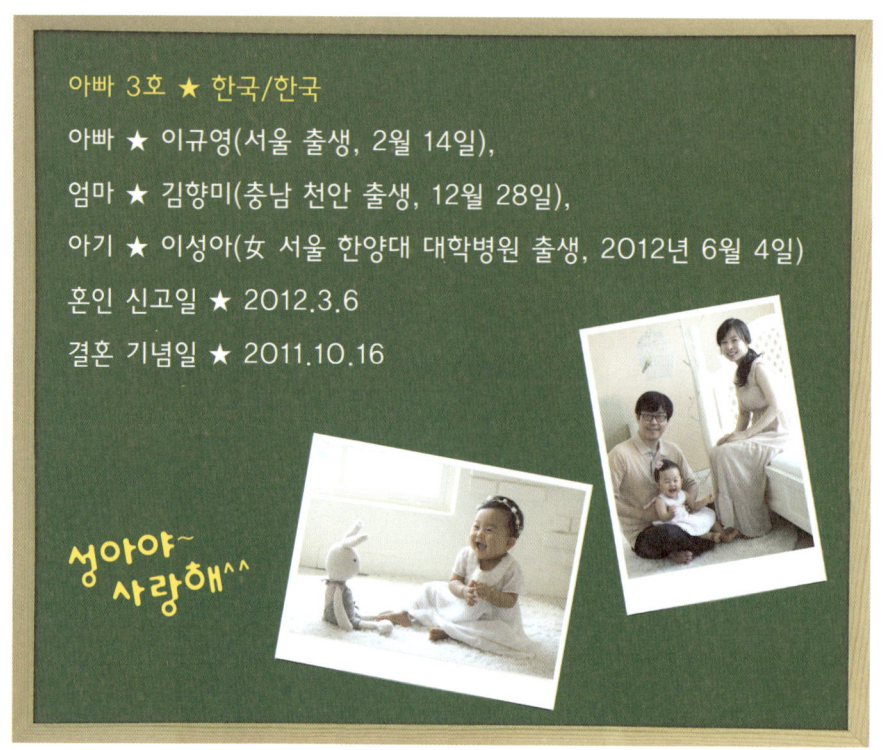

1) 아빠로서 가장 감동적인 순간은 무엇이 있나요?

임신 초기 유산의 위기부터 여러 어려운 고비를 딛고 아이가 태어나서인지, 출산하고 병원에서 아빠가 포대기에 안고 나올 때 아기 얼굴을 보면서 온몸이 떨릴 만큼 감동적이었다. 삶의 첫출발을 내딛는 이 아이의 시작을 이렇게 아빠와 함께하는 그 순간은 잊을 수 없는 전율이었다.

2) 엄마가 임신 중 아빠와 함께한 태교는 무엇이 있었나요?

태교의 가장 중요한 핵심은 엄마 정서의 안정감이라고 생각한다. 그래서 아내의 요구에 맞추어 잘 들어주고, 공감하는 태도로 대해 주었다. 먹고 싶은 것, 사고 싶은 것은 웬만하면 받아주었다. 특히 아이와 엄마의 정서를 위해 클래식을 많이 들려주었으며, 지금도 아이를 위해 자주 클래식을 틀어주고 있다. 또 엄마 배를 어루만지면서 동화책을 일주일 2~3번은 꼭 읽어주었다. 아빠로서 자격을 좀 더 갖추려고 흡연, 음주 등 나쁜 습관들을 고치고, 운동도 꾸준히 하고 육아에 관련된 책도 보면서 좋은 아빠가 될 준비도 꾸준히 하였다.

3) 임신하고 가장 힘들었을 때는 무엇이었나요?

임신 초기에 아내가 출혈이 있어서 병원에 두 달간 입원을 했었다. 유산의 위험 속에서 이 아이를 지키기 위해 맘고생을 했고, 아내가 혹시나 아이를 잃어 슬퍼할까봐 나 자신이라도 굳세게 맘을 먹어야 했기에 속앓이를 하면서 아내에게 긍정적 마음을 심어주려고 노력을 했다.

4) 아기가 태어날 때 함께 있었나요? 아빠는 무엇을 했나요?

자연분만을 시도할 때 따뜻하게 손을 꼭 잡고 안아주었다. 그럼에도 난산이었기 때문에 아내는 매우 고통스러워 했고, 결국 제왕절개를 할 수밖에 없었다. 수술실 밖에서 대기하면서 아내와 아이가 모두 건강하기를, 그리고 아기가 태어나기를 기다리는 10분이 10시간처럼 느껴졌다. 얼마나 힘들었던지 인큐베이터 안에 있던 아기는 눈가에 핏기도 살짝 돌았고, 혹시 모를 감염에 만져볼 수 없었지만, "아빠야, 별아, 안녕!" 했던 말이 떠오른다. 별이는 우리 아이의 태명이었다. "너무 수고했어, 사랑해."라고 깨어나는 아내를 위해 따뜻하게 말해 주었다.

5) 아기가 태어난 후 엄마를 쉬게 해준 방법이나 행동이 있나요?

아빠도 기저귀 갈기, 옷 입히기, 밥 먹이기 등에 동참하였다. 아기가 엄마랑 너무 애착이 강해서 떨어지는 것을 특히 두려워해서 옆에 엄마가 있어야 했기에 보조적인 일을 주로 했다. 가끔 엄마가 급한 일이 있을 때 혼자 육아를 해 본적이 있는데, 결코 쉽지 않은 일이었다. 집안일에 대해서도 부담을 줄여주려고 했고, 간간히 맛있는 외식과 여행을 통해서 즐거운 휴식을 갖도록 노력했다.

6) 아빠가 아기에게 어떤 놀이를 하면 가장 좋아했나요?

걷기 전에는 비행기 태우기 놀이를 하며 세상을 다 녹일 미소를 우리에게 안겨주었다. 눈웃음이 가득한 눈빛으로 아빠의 비행기를 참 좋아하고, 지금은 온가족이 모여 누워서 "하나, 둘, 셋" 구령에 맞춰 발들기 운동을 즐기고 있다. 블록 쌓기 놀이도구를 같이 하는 것도 아이가 아주 좋아한다. 날씨가 따뜻한 경우에는 퇴근한 후 아이의 손을 잡고 공원이나 주변 학교 운동장에서 산책하는 것도 일상적인 일이 되었다.

7) 아빠와 아기의 스킨십은 무엇이 있나요?

퇴근하면 아이가 웃으면서 아빠에게 뛰어온다. 그때부터 잘 때까지 아이와 같이 지내면서 놀이를 통해서 스킨십하고, 자주 "사랑한다, 이쁘다."라는 칭찬과 함께 안아주고 뽀뽀한다.

잠 잘 준비를 하고 누워 있을 때에도 잠들 때까지 엄마와 같이 옆에 누워서 아이를 다독여준다.

8) 임신 태교 출산과 육아에서 아빠의 도움이 정말 필요하다고 생각합니까? 그 이유는?

아기 입장에서는 엄마, 아빠 두 사람의 동시적 사랑이 중요하다. 그래야 더 사랑받는다는 느낌을 갖게 되며, 자존감이 높아지고, 자신감도 강해지기 때문이다. 두 번째로 엄마가 할 수 없는 놀이를 아빠가 더 잘해 줄 수 있다. 특히 힘을 필요로 하는 놀이 등을 말한다.

세 번째는 아빠가 육아에 참여했을 때 엄마의 육아의 어려움을 이해할 수 있게 된다. 그럼으로써 엄마를 더욱 공감해 주고, 엄마의 정서가 편안해지고, 가족 관계가 화목해지며 따라서 당연히 아이의 정서는 더욱 안정감을 가질 것이다.

9) 엄마에게 하고 싶은 말?

아이를 낳고 키우는 게 즐거운 일이지만 한편으로는 상당히 고통스럽고 힘든 시간이 많은데 가족들이 뭉쳐서 그것을 잘 견디고 슬기롭게 헤쳐 나가고 극복했을 때 지금의 떼장이인 아이가 나중에 더 착하고 사랑스러운 아이로 변할 거라는 믿음을 같이 공유하길 바라고 있다. 무엇보다 학교에서 아이들을 가르치고 집에선 아기를 돌보고 무뚝뚝한 남편 챙기느라 자기 건강도 신경 못 쓰는 아내에게 '고맙고 사랑한다.'는 말을 꼭 전하고 싶다.

10) 이런 가족이 되고 싶다. 하고 싶은 말?

언제든 서로의 얘기들을 솔직하게 할 수 있는 소통하는 가족, 성공과 즐거움뿐만 아니라 실패와 고통도 같이 공감하고 나눌 수 있는 가족, 소통과 공감 속에서 따뜻한 정이 흐르는 가족이 되고 싶다.

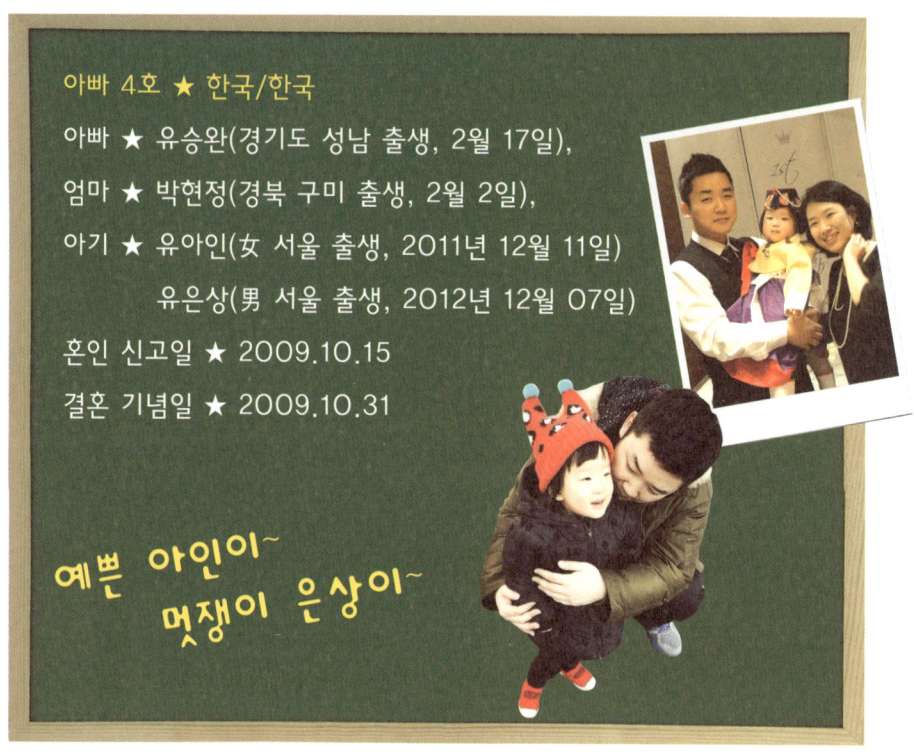

아빠 4호 ★ 한국/한국

아빠 ★ 유승완(경기도 성남 출생, 2월 17일),
엄마 ★ 박현정(경북 구미 출생, 2월 2일),
아기 ★ 유아인(女 서울 출생, 2011년 12월 11일)
　　　유은상(男 서울 출생, 2012년 12월 07일)
혼인 신고일 ★ 2009.10.15
결혼 기념일 ★ 2009.10.31

예쁜 아인이~
멋쟁이 은상이~

1) 아빠로서 가장 감동적인 순간은 무엇이 있나요?

아이가 처음으로 두세 발자국 걸었을 때가 가장 기억난다. 자기 힘으로 한 걸음 내딛었다는 생각에 대견하기도 하고, 뿌듯했다.

2) 엄마가 임신 중 아빠와 함께한 태교는 무엇이 있었나요?

퇴근 후, 태아에게 콩이(태명)라고 불러주며, "건강하게 자라다오."라고 얘기해 주었다. 주말에는 공기 좋은 곳으로 나가(북서울꿈의숲, 태릉, 남양주 및 교외 카페) 얘기를 나누고 산모가 편안한 마음을 가질 수 있도록 해주었다. 그리고 작은 캔버스에 밑그림을 그리고 색을 칠하며, 심신의 안정을 찾도록 하였다.

3) 임신하고 가장 힘들었을 때는 무엇이었나요?

그나마 아내는 입덧이 심하지 않았고, 식욕도 심하지 않았지만 심적인 부담은 있었다. 언제나 산모가 조심해야 된다는 생각 때문에 심적으로 항상 긴장해야 되는 부분이 힘들었다.

4) 아기가 태어날 때 함께 있었나요? 아빠는 무엇을 했나요?

같이 있었다. 르봐이예 분만으로 출산하였으며, 아이의 탯줄을 자르고 첫 목욕을 아빠의 손으로 해주었다. 이후, 발에 발찌를 하고 아이의 사진과 동영상을 찍어주었다. 건강하게 태어난 아이들이 너무나 감사해 눈물이 저도 모르게 흘렀던 기억이 난다.

5) 아기가 태어난 후 엄마를 쉬게 해준 방법이나 행동이 있나요?

평일에는 가사를 도와주며, 아기 목욕을 도와주었다. 지금은 아이가 둘이라 큰애는 내가 씻기고, 둘째는 아내가 씻기고 있다. 또한 주말에는 조금 더 잘 수 있도록 아침에 아이를 돌본다. 아이와 엄마의 스트레스를 풀어주기 위해 꼭 교외로 나가 맛있는 것을 먹고 커피를 마시며 아이가 뛰노는 시간을 마련해 준다. 둘째가 100일이 안 되었는데도 첫째 때문에 주말에는 꼭 나가고 있다.

6) 아빠가 아기에게 어떤 놀이를 하면 가장 좋아했나요?

아이들은 아빠가 같이 하는 놀이를 가장 좋아하는 것 같다. 눈을 마주치고 대화를 하며, 찡그리며 이상한 표정도 짓고 소리를 내주면 좋아한다. 노래를 부르며 율동을 해주면 아이도 따라하려고 노력한다. 그런 모습을 봐주기를 바라는지 율동하면서 아빠를 수시로 체크한다.

7) 아빠와 아기의 스킨십은 무엇이 있나요?

자주 안아주려고 한다. 퇴근하고 집에 오면 꼭 안아준다. 같이 놀 때는 나한테 매달려서 벽을 타는 시늉도 하고 집에서 타는 자전거도 밀어주며 친밀감을 높이고 있다. 자기 전에 불을 끄고 아이를 등에 태워 말타기 놀이도 하고 장난을 치다가 잠이 들곤 한다.

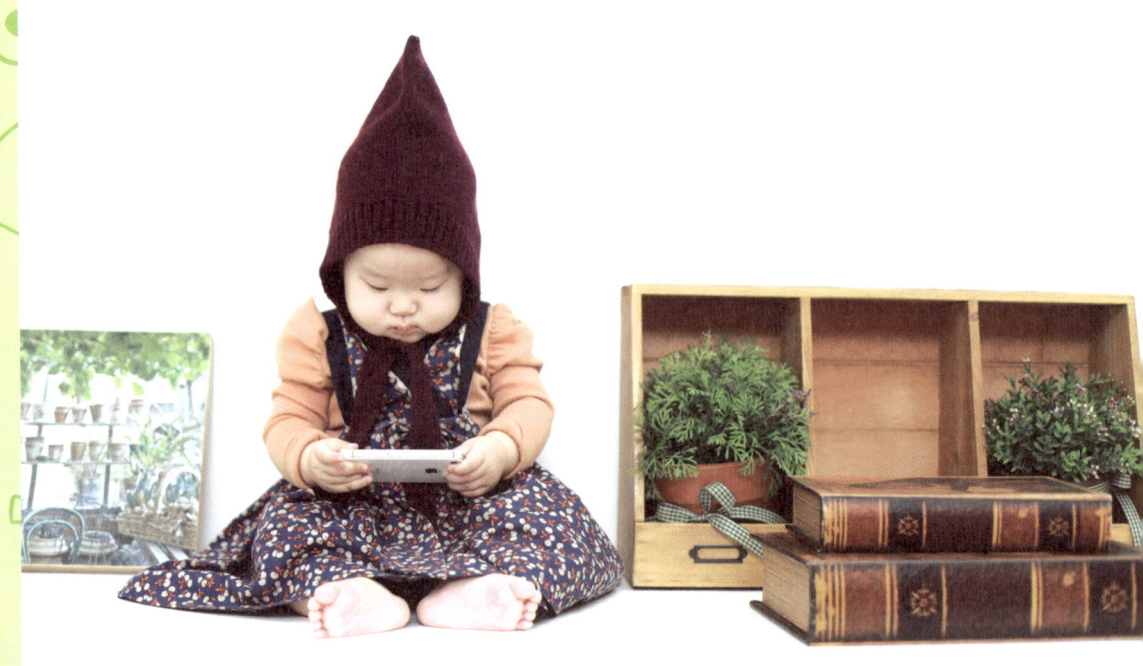

8) 임신 태교 출산과 육아에서 아빠의 도움이 정말 필요하다고 생각합니까? 그 이유는?

아이는 엄마 혼자 낳고 혼자 키우는 건 아니라고 생각한다. 엄마와 아빠가 함께 낳고 함께 키우기 때문에 아이가 더 밝게 자라는 게 아닐까 생각한다. 아빠는 엄마와는 다른 성격의 행복함을 아이에게 줄 수 있다. 아이를 돌봄으로써 아빠 또한 성장하고 더욱 가장으로서의 역할에 충실해지는 것 같다. 아빠와 함께하면 아이가 더욱 바르고 행복하게 자랄 수 있는 육아법이라고 생각한다.

9) 엄마에게 하고 싶은 말?

아이들이 잘 자라고 있으니, 지금처럼 건강하게 너무 공부! 공부! 하지 않고 하고 싶은 일을 하며 살 수 있는 아이들로 키우도록 해요. 힘든 일 있으면 언제나 바로바로 얘기하여 해결방안을 만들어 내었으면 좋을 것 같아요. 당신과 결혼하여 어른이 된 느낌이야. 열심히 행복하게 살아갈 수 있도록 노력할게. 사랑해!

10) 이런 가족이 되고 싶다. 하고 싶은 말?

'가족' 이라고 불릴 수 있는 진짜 '가족' 이고 싶습니다.

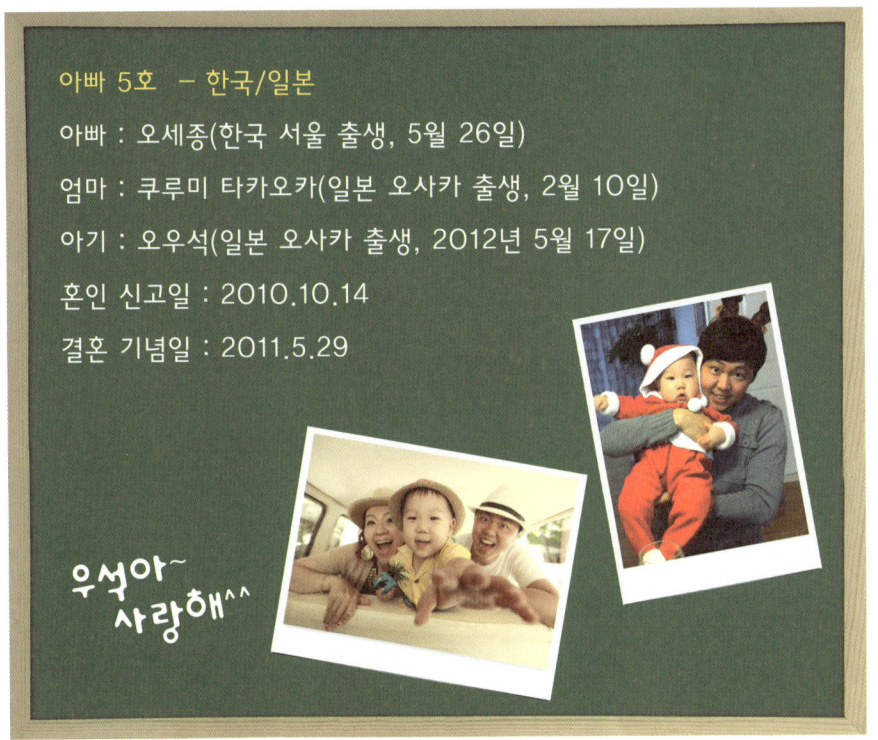

1) 아빠로서 가장 감동적인 순간은 무엇이 있나요?

　부모님 집에 갈 때마다 아기와 함께 놀아주면서 부모님 입가에 웃음이 가득 할 때와 "아빠"라고 부르며, 귀여운 짓을 표현해서 웃음이 나올 때.

2) 엄마가 임신 중 아빠와 함께한 태교는 무엇이 있었나요?

　저녁 식사 후에 동네 산책으로 서로 이야기를 많이 할 수 있었다. 잠자기 전 누워서 태아에게 인사하면서 태담을 즐겼다. 산부인과 문화센터의 부부 마사지 교실을 참여하여 좋은 교감을 이끌어 냈다.

3) 임신하고 가장 힘들었을 때는 무엇이었나요?

임신을 하면서 성격이 약간 예민해질 때 바로 풀어주지 못했다.

둘이서 멀리 여행가고 싶었지만, 3시간 이상의 장거리 여행을 못했을 때 아쉬웠다.

4) 아기가 태어날 때 함께 있었나요? 아빠는 무엇을 했나요?

산모의 안정을 위해서 산모의 거주지였던 일본 오사카에서 아기를 낳았다. 예정일보다 늦게 나와서 아기가 태어날 때 함께 있을 수 있었다.

아기가 태어나는 장면을 기록하고 싶어서 동영상 촬영과 사진을 많이 찍었다. 물론, 진통이 있을 때는 손을 잡아주고, 심호흡도 함께했다. 산모가 땀을 많이 흘려서 땀을 닦아주고, 부채질도 해주면서 옆에 있었다. 아기가 태어나자마자 손과 팔을 사용하여 일어나려고 애쓰는 모습이 기억에 계속 남는다. 한 생명이 태어나서 살고자 발버둥치는 모습이 신기했다.

5) 아기가 태어난 후 엄마를 쉬게 해준 방법이나 행동이 있나요?

주말에 가끔 기분 전환으로 브런치를 먹으러 아기와 함께 갔다. 그리고 주말 3~4시간은 아빠가 아기를 보고, 엄마는 미용실, 사우나, 얼굴 마사지 관리 등을 받을 수 있도록 했다. 지금도 쓰레기 분리수거와 음식물 찌꺼기를 처리하고 있다.

6) 아빠가 아기에게 어떤 놀이를 하면 가장 좋아했나요?

'까꿍놀이'를 좋아한다. 아빠가 손이나 책으로 얼굴을 가렸다가 "까꿍"하고 다시 나타나면, 갑자기 함박 웃음을 터트린다. 지금은 아기가 걸어 다니면서 문 뒤에서 숨었다가 '까꿍'하고 나타나서는 웃는다. 노래가 나오는 장난감으로 아빠가 놀아주면 좋아한다. 걷기 시작하면서 넓은 공원에서 걷는 것을 좋아한다.

7) 아빠와 아기의 스킨십은 무엇이 있나요?

목욕을 시켜주면서 커뮤니케이션을 한다. "치카치카 준비"하면 화장실 앞에 누워서 아기가 기다린다. 거실의 매트리스 위에서 몸으로 레슬링하면서 놀아주기, 기저귀를 갈아주면서 대화를 한다. "기저귀 가져오세요" 하면 기저귀를 가져와서는 엎드린다.

8) 임신 태교 출산과 육아에서 아빠의 도움이 정말 필요하다고 생각합니까? 그 이유는?

필수 조건이다. 사랑과 관심은 누가 어떻게 주느냐에 따라 강도와 깊이가 다르다. 엄마만 채워줄 수 있는 사랑도 있지만, 아빠만이 채워줄 수 있는 사랑이 존재한다. 즉, 아빠의 역할이 필요하다는 것이다.

아빠와 엄마가 하나가 되어서 아기가 태어났듯이 앞으로도 부부(夫婦)의 역할 분담이 필요하다. 오죽하면 '부부(夫婦)'라는 한자는 다르지만, 한글의 음절이 동일한 것처럼 '부부'는 일심동체(一心同體)이다. Man and wife are one in body and soul.

9) 엄마에게 하고 싶은 말?

엄마는 아빠에게 사소한 것도 고맙다고 이야기하고, 문자로 한 번 더 고맙다고 하자. 칭찬은 고래도 춤추게 한다. 엄마의 칭찬은 아빠의 도움과 사랑

그리고 관심을 불러일으키게 해준다. 그리고 아빠를 춤추게 하는 센스 있는 말 한마디는 단순하고, 반복적이어야 한다.

"고마워요, 자기 덕분에 마음이 편해. 우리 오빠, 짱! 오빠랑 결혼 잘했다."

굿나잇 키스, 출근 키스까지 해준다면 더욱 좋겠다.

10) 이런 가족이 되고 싶다. 하고 싶은 말?

항상 호기심이 많은 가족, 재미있는 가족, 웃음이 가득한 가족이 되고 싶다.

세종이의 'Fun한 행복공식'

$$우리집\ 가훈 = \frac{Work^2 \times Play^2}{Balance}$$

일할 때 미치도록 일하고, 놀 때 미치도록 놀고, 일과 놀이가 벨런스를 지닌 그런 사람과 가족이 되었으면 좋겠다.

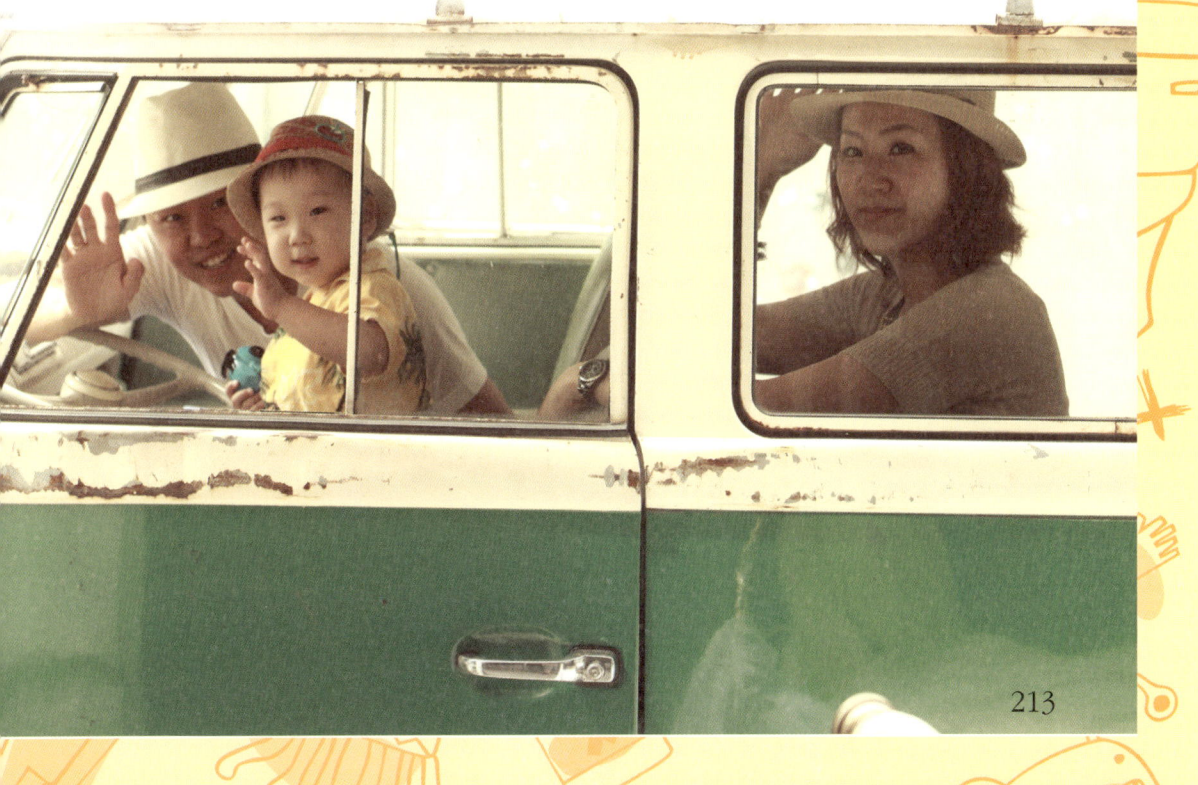

슈퍼맨 아빠의 자격 40가지 키워드 체크 리스트(O, X)

체크 리스트 점수가 100점에 가까울수록 멋진 슈퍼맨 아빠라고 할 수 있다. 70점만 넘으면 좋은 아빠에 속한다. 그러나 40점 미만의 아빠들은 40개를 숙지하고, 실행할 수 있도록 노력해야 한다. 가족의 평화, 웃음이 있는 가족, 행복한 가족을 만들기 위해서는 70점 이상이 되도록 노력하길 바란다.

　슈퍼맨 아빠들이여, 빠샤!

시기	세부적인 슈퍼맨 아빠의 자격 체크 리스트	점수

임신 전

1. 아내와 계획 임신을 추진한 적이다.	
2. 예비 아빠로서 산전 검사를 한 적이 있다.	
3. 예비 아빠는 운동을 하고 있다.	
4. 임신 태교 출산 관련 책을 1권 이상 읽어 본 적이 있다.	
5. 태명을 미리 생각하여 아내에게 권유한 적이 있다.	
6. 임신하는 방법을 정확하게 알고 있다.	

임신 중

7. 아내를 위해서 엽산제, 철분제를 구매하여 선물한 적이 있다.	
8. 아내와 함께 산부인과를 2번 이상 방문한 적이 있다.	
9. 임부복을 구매하기 위해서 함께 쇼핑한 적이 있다.	
10. 튼살 예방 크림, 오일을 구매해서 선물한 적이 있다.	

11. 부부가 함께 임산부 마사지 교실에 참석한 적이 있다.	
12. 집 주위 산부인과 병원을 비교해서 아내에게 추천한 적이 있다.	
13. 태아를 위해서 책을 읽어 주거나 노래를 불러준 적이 있다.	
14. 임신 기간 중에 작은 이벤트로 아내를 감동시킨 적이 있다.	
15. 최신 영화나 개그 프로그램을 함께 본 적이 있다.	
16. 친정엄마와 함께 태교여행을 다녀오라고 권유한 적이 있다.	
17. 저녁식사 후 아내와 함께 산책을 한 적이 있다.	
18. 예비 아빠로서 회사 술자리를 피하고 귀가한 적이 있다.	
19. 임산부가 먹고 싶은 음식을 사 온 적이 있다.	
20. 임신 중에 부부관계를 한 적이 있다.	
21. 잠자기 전, 아내와 태아에게 태담을 시도한 적이 있다.	
22. 산후조리원을 알아봐 준 적이 있다.	
23. 태아의 혈액형, 띠별 운세를 이야기한 적이 있다.	
24. 만삭사진을 찍자고 권유한 적이 있다.	
25. 자연분만과 제왕절개에 대해 대화를 나눈 적이 있다.	
26. 출산용품을 준비한 적이 있다.	

출산 후

27. 병원에서 진통이 올 때, 아내 옆에서 손을 잡아 준 적이 있다.	
28. 출산할 때 탯줄을 직접 자른 적이 있다.	
29. 산후조리 음식이나 미역국을 끓여준 적이 있다.	
30. 아기의 이름을 생각하고, 작명을 의뢰한 적이 있다.	
31. 아기의 잠자는 습관을 만들려고 애쓴 적이 있다.	

32. 아기에게 목욕을 1주일에 2번 이상 시켜준 적이 있다.	
33. 아침에 일어나자마자 우유나 이유식을 먹여 본 적이 있다.	
34. 아기의 기저귀를 1주일에 3번 이상 갈아 본 적이 있다.	
35. 퇴근 후 아기를 재우고, 아내와 20분 이상 대화를 한 적이 있다.	

해병대 군대 육아

36. 가족과 주말에 브런치를 먹으러 간 적이 있다.	
37. 아기 1주년, 돌잔치 때 가족사진을 찍은 적이 있다.	
38. 슈퍼맨 아빠가 어린이집을 신청하고, 찾아 준 적이 있다.	
39. 할아버지, 할머니와 함께 놀이동산에 간 적이 있다.	
40. 아기와 같은 또래 가정과 식사를 한 적이 있다.	

합계	40개 항목 × 2.5점 = 100점	

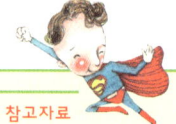

참고자료

- 서울대학교병원 http://health.naver.com/medical/disease/detail.nhn?selectedTab=detail&diseaseSymptomTypeCode=AD&diseaseSymptomCode=AD000006&cpId=ja2#co
- http://www.gjdream.com/v2/section/view.html?news_type=915&uid=447553
- http://blog.naver.com/PostView.nhn?blogId=obangfact&logNo=20184241761
- 보건복지부, 대한의학회
- 메디컬투데이/뉴시스
- 〈키스 방법〉 http://cafe.naver.com/vwholic/12573
- http://blog.cjenm.com/284
- 구글 유튜브 동영상 관람 http://www.youtube.com/watch?v=MGXQOaRwayQ
- http://news.sbs.co.kr/section_news/news_read.jsp?news_id=N1000842072
- SBS스페셜 산후조리의 비밀
- [네이버 지식백과] 혈액형(세계문화사전, 2005.8.20, 인물과사상사)
- 혈액형별 성격 A형, B형, O형, AB형 성격 l 작성자 럽미
- fortune.daum.net

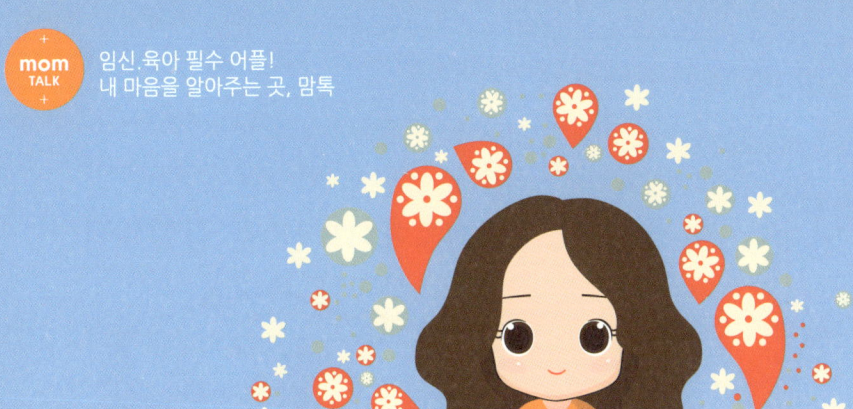

**임신.육아 필수 어플!
내 마음을 알아주는 곳, 맘톡**

임신.육아 어플 맘톡이란?

1. 가장빠른 맘톡
예비맘, 육아맘의 궁금증은 산더미!
바로 바로 답변 주는
맘톡 100인의 지식맘에게 물어보세요

2. 재미있는 맘톡
쉬운 글쓰기 & 사진 올리기
언제든 글 올리고 실시간 토크를 즐겨 보세요

3. 속시원한 맘톡
말못할 고민, 솔직한 이야기들,
비밀보장! 비밀토크에서 고민 끝

4. 빵!빵!한 맘톡
엄마와 아이에게 필요한 상품이 가득~
다양한 이벤트에 쉽게 참여 하세요

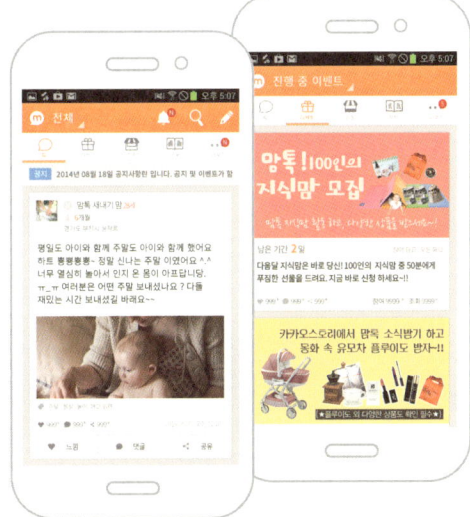

스마트폰에서 맘톡 사용

- Play스토어
- T store
- 네이버 앱스토어
- 카카오스토리
- 페이스북

'맘톡' 다운로드!

※현재 안드로이드에서 이용 가능. IOS는 2015년 출시 예정!

카카오스토리 또는 페이스북에서 맘톡이 알려드리는 정보를 확인 하세요
카카오스토리 > 친구 > 스토리 아이디로 친구찾기 > 맘톡 > 소식받기
페이스북 > 검색 > 맘톡 > 좋아요

서울,군포,제주도 누적 관객수 40,000명 돌파!
인터파크 어린이 체험 전시 분야 1위! 관객평점 9.5점★★★★★
우당탕탕
아이 셋 아빠가 직접 만들어 더욱 신나는 감성체험전!
아빠가 만든 놀이터
2014년 11월 07일 ~ 2015년 02월 01일
성남 코리아디자인센터
제 1전시실 (지하1층)
우당탕탕
서울,군포,제주도 누적 관객수 40,000명 돌파!
아빠가 만든 놀이터
특별할인권
(1매2인사용)
2014년 11월 07일 ~ 2015년 02월 01일
성남 코리아디자인센터 제 1전시실 (지하1층)
18,000원 → 12,000원
공연문의 02-548-5532 / 02-548-5568
체험시간 총90분
10:00 10:40 11:20 12:00 13:40
14:20 15:00 15:40 16:20
평일 오전은 단체만 체험 가능합니다.
체험료
어린이 / 어른 균일 18,000원
입장연령 24개월 이상 입장가능 (무료입장 없음)
입장인원 단체관객 80명, 개인관객 70명
문의
02)548-5532
02)548-5568
주최
WePLay
We will play everyday
후원
정명익 체험 문화학교
크라드

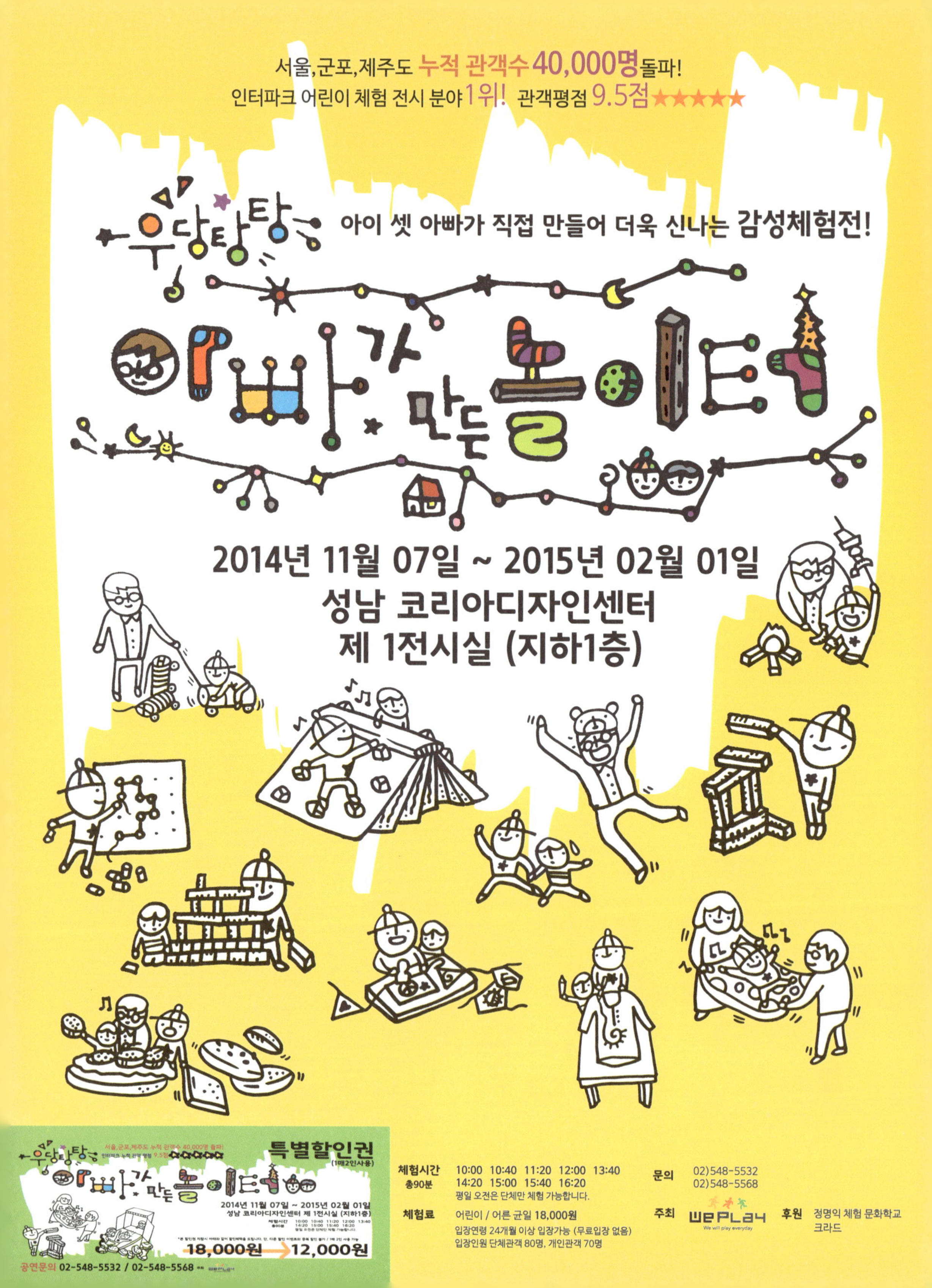

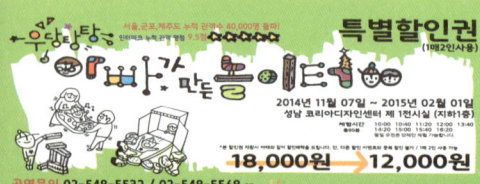

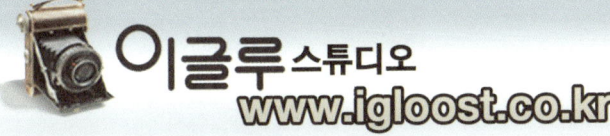
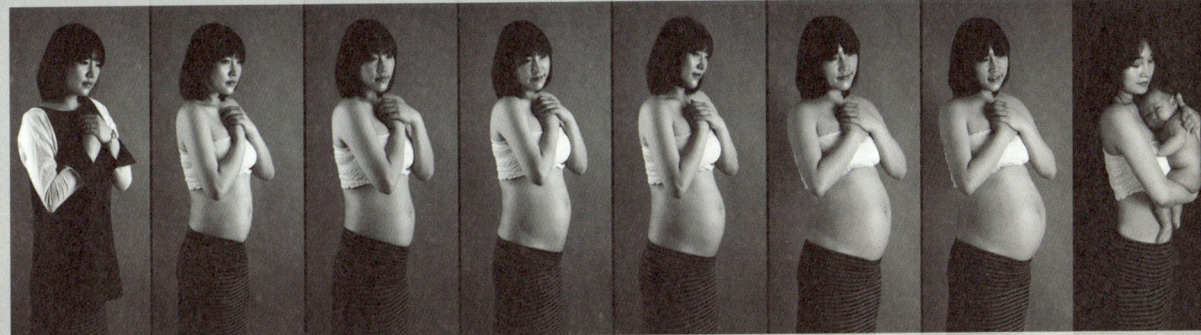
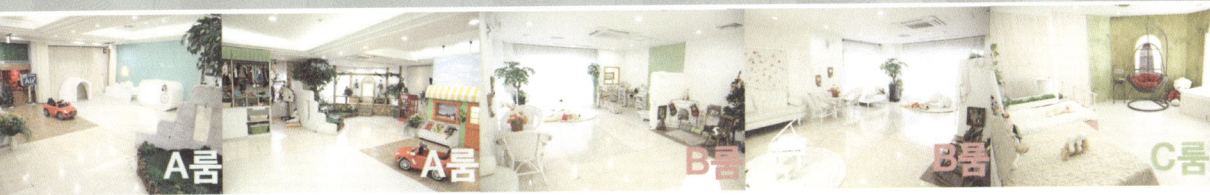

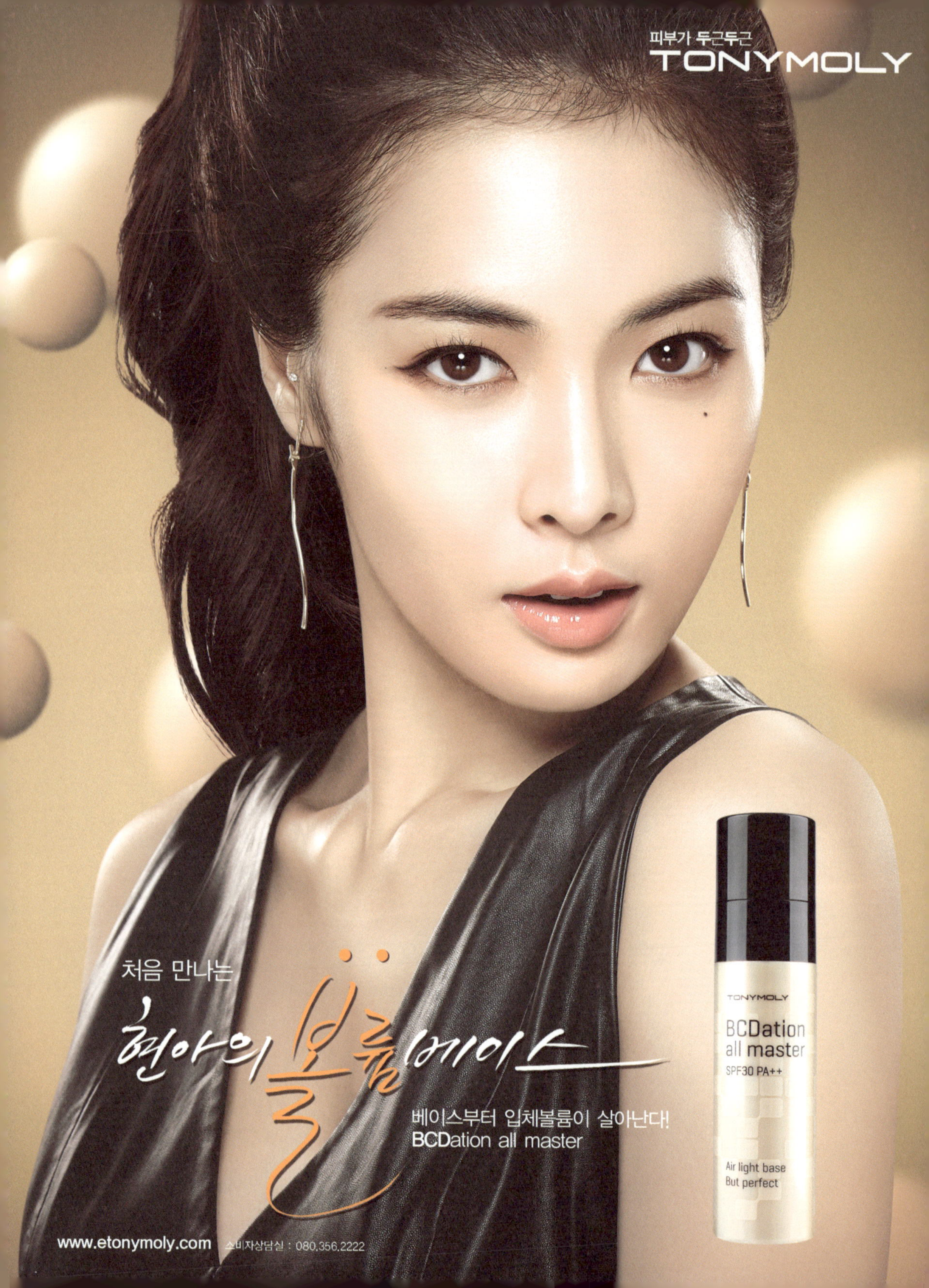

피부가 두근두근
TONYMOLY

처음 만나는
현아의 볼륨베이스

베이스부터 입체볼륨이 살아난다!
BCDation all master

TONYMOLY
BCDation
all master
SPF30 PA++

Air light base
But perfect

www.etonymoly.com   소비자상담실 : 080.356.2222

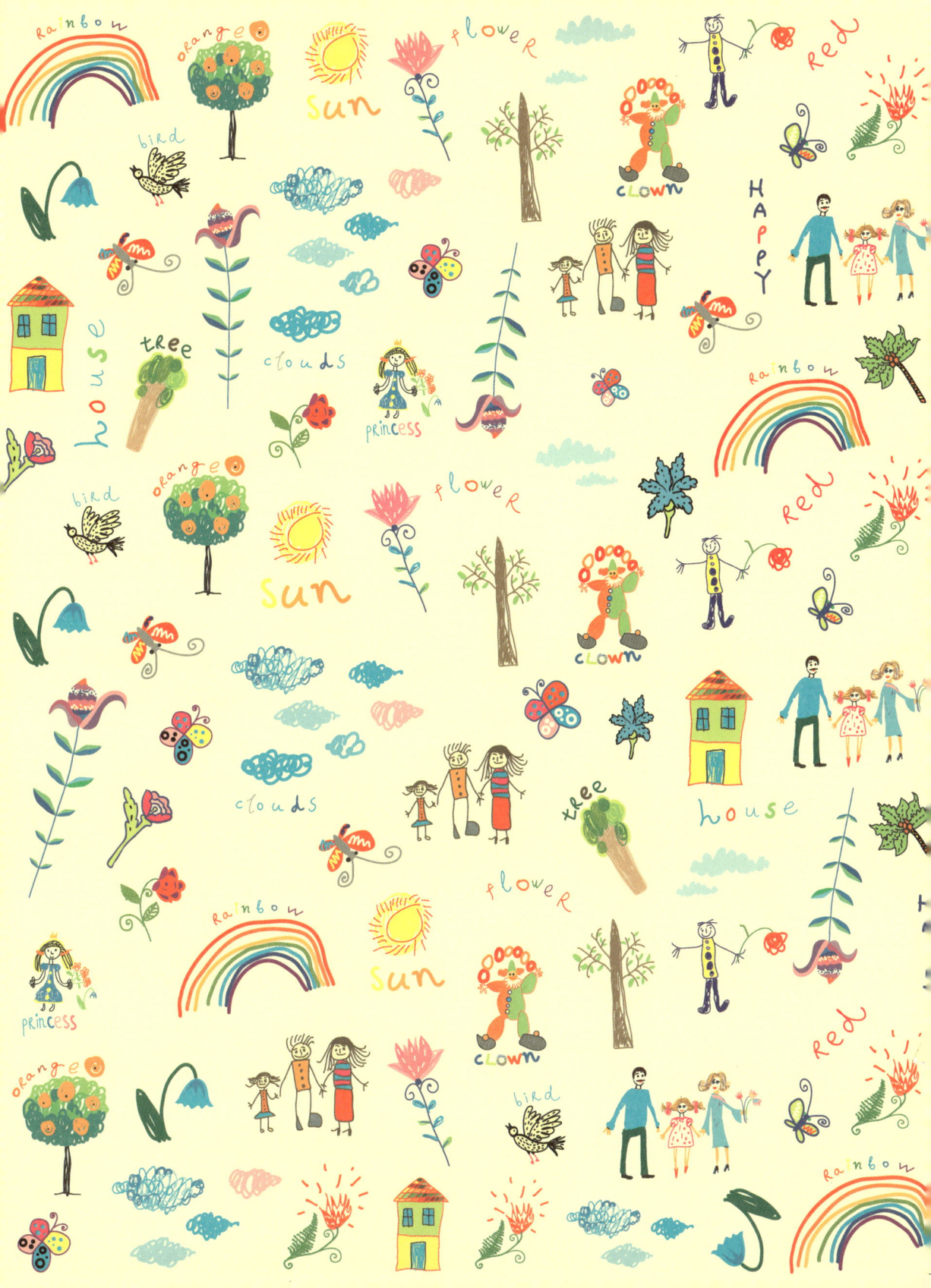

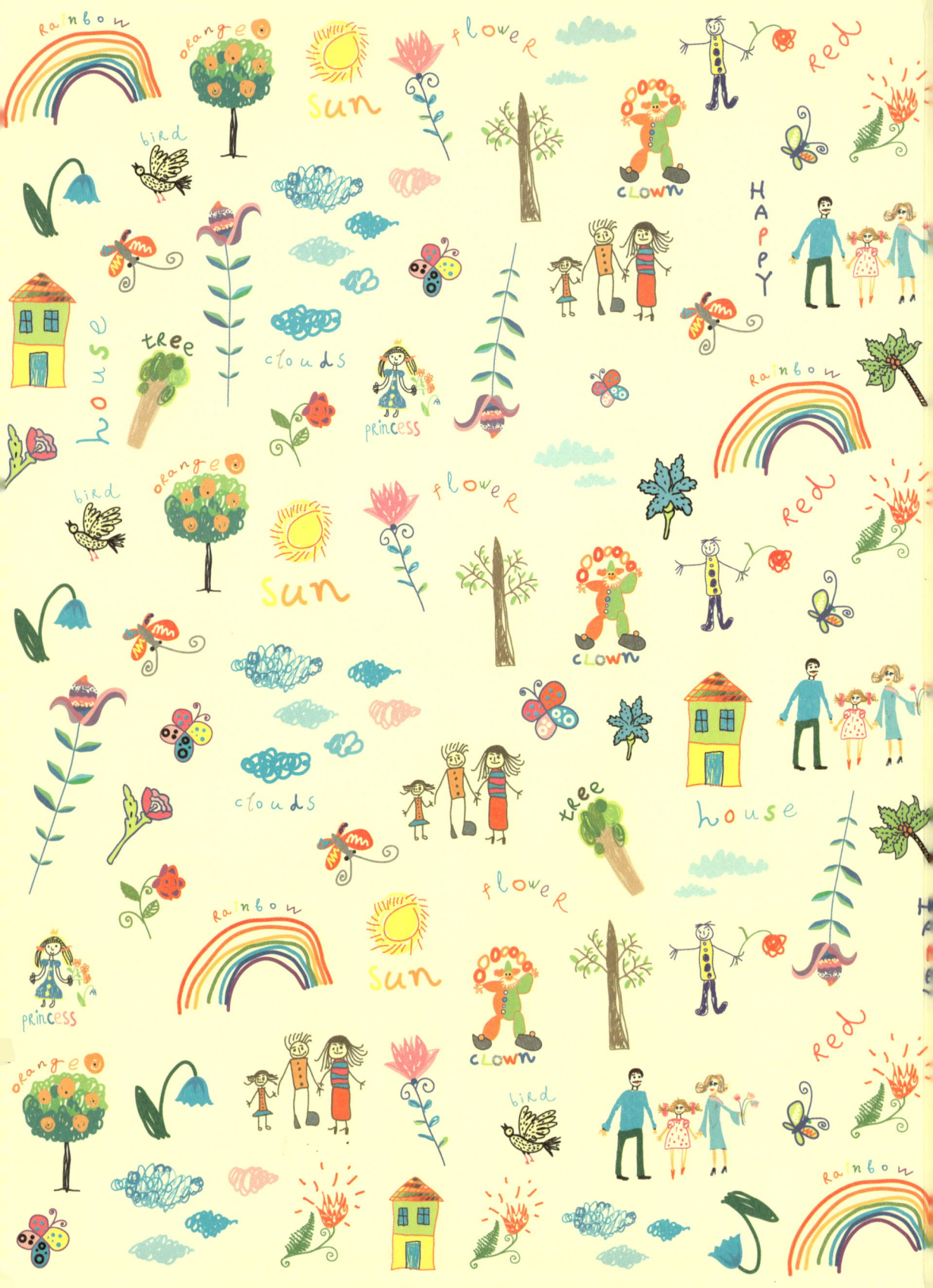